Bernd Leitenberger

Zusatzstoffe und E-Nummern

Alle Zusatzstoffe und E-Nummern sowie die gesetzlichen

Grundlagen erklärt

Zusatzstoffe und E-Nummern

Alle Zusatzstoffe und E-Nummern sowie die gesetzlichen

Grundlagen erklärt

Bibliografische Information der Deutschen Nationalbibliothek
Die Deutsche Nationalbibliothek verzeichnet diese Publikation in der Deutschen
Nationalbibliografie; detaillierte bibliografische Daten sind im Internet über
http://dnb.d-nb.de abrufbar.

Edition Ernährung
© 2012, 2017 Bernd Leitenberger
http://www.raumfahrtbuecher.de
Herstellung und Verlag: BoD - Books on Demand, Norderstedt
2. Auflage 2017
ISBN-13: 978-3-7448-6435-0

Inhaltsverzeichnis

Vorwort

Dieses Buch entstand aus meinem Buch „Was ist drin?". Bei, dem ich anhand von Beispielen von Lebensmitteln erläuterte, wie man Zutatenverzeichnisse liest und worauf man achten sollte. Es ergab sich beim Schreiben bald die Notwendigkeit wegen des regen Vorkommens in verpackten Lebensmitteln auch alle Zusatzstoffe zu erklären, die dann fast die Hälfte des Buches ausmachten.

Ich bekam sehr bald die Rückmeldung das viele das Buch nur wegen dieses Teils kauften. So entstand als Auskopplung die erste Auflage, bei der ich auch noch eine Referenztabelle hinzufügte und einen Passus über Biolebensmittel.

Was mir allerdings immer wichtig war, ist das dieses Buch nicht nur ein einfaches Nachschlagewerk ist. In Zeiten des Internets, in dem viele mit dem Smartphone in der Hand einkaufen, ist es viel einfacher über das Netz schnell einen Zusatzstoff nachzuschlagen, als dazu ein Buch zu kaufen. Vielmehr sollte dieses Buch erklären, wofür man Zusatzstoffe braucht, welchen technologische Vorteile sie haben und welche Risiken bekannt sind.

Dazu gehört meiner Ansicht nach auch eine gewisse Grundkenntnis des Lebensmittelrechtes, vor allem der Rahmenverordnung, die die Deklaration von Zusatzstoffen vorschreibt, die Lebensmittelkennzeichnungsverordnung bzw. ihr europäisches Pendant die Lebensmittelinformationsverordnung. Daher behandelt das erste Drittel des Buches die Grundzüge des Lebensmittelrechtes mit dem Schwerpunkt auf den Verpackungsangaben.

Die Neuauflage habe ich genutzt, um das Buch um 24 Seiten zu erweitern. Sie allen vor allem in das Kapitel über das Lebensmittelrecht. Bei den Zusatzstoffen vor allem in die einführenden Kapitel. Die Liste enthält auch noch zahlreiche Zusatzstoffe, die nur in englischen Produkten zugelassen sind. Ob diese nach dem Breakxit entfallen, wird sich noch zeigen.

Ruit im September 2017

Einführung in das Lebensmittelrecht

Zusatzstoffe finden sie im Zutatenverzeichnis deklariert. Dieser einführende Teil soll Sie vertraut machen mit den wichtigsten Bestimmungen zur Kennzeichnung von Lebensmitteln und dem Schutz der Bürger vor falschen Angaben und Täuschung. Er vermittelt, wie man Zutatenverzeichnisse liest und was von Werbeversprechen zu halten ist. Beginnen wir damit, wie sich das Gesetz Sie – den Verbraucher – vorstellt.

Der mündige Verbraucher

Das zentrale Leitbild unseres Lebensmittelrechts ist der **mündige Verbraucher**. Doch was verbirgt sich hinter diesem sperrigen Begriff? Nun es ist die Vorstellung, dass den Verbrauchern nicht alles haarklein vorgekaut werden muss, sondern sie dazu fähig sind, sich selbst zu informieren. Dazu gehört auch, dass sie eine gewisse Kenntnis über Lebensmittel haben und kritisch die (Werbe)Angaben hinterfragen können.

Die Art, wie viele Menschen auf Skandale oder Meldungen in Presse, Funk und Fernsehen reagieren, zeigt, dass viele Bürger nicht diesem Bild gerecht werden. Ein Großteil der Bevölkerung entfällt auf zwei Gruppen:

• Die eine kümmert sich im Normalfall nur wenig darum, was in Lebensmitteln enthalten ist, reagiert aber verstört auf Skandale mit kurzfristigem Konsumverzicht, um nach einigen Wochen wieder das normale Kaufverhalten aufzunehmen.

• Das Zweite sind hyperkritische Personen, die jede Information über entdeckte Kontaminationen oder Rückstände wie ein Schwamm aufnehmen, und bestimmte Nahrungsmittel völlig meiden, um sich nicht zu „vergiften". Oftmals schwören diese auf eine bestimmte Ernährungsform oder lehnen bestimmte Nahrungsmittel prinzipiell als gefährlich ab.

Dabei ist der mündige Verbraucher ja eigentlich nichts Besonderes. Es wird nicht mehr erwartet, als beim Kauf anderer Dinge. Wenn sie ein Auto kaufen, erwarten sie auch nicht, dass ihnen jemand erklärt, wozu ein Lenkrad eingebaut ist. Wenn sie einen Computer kaufen, ohne Virenschutz ins Internet gehen, und sich bald einen Trojaner einfangen, dann wird wohl jeder sagen „selbst schuld". Das gehört zum Allgemeinwissen. Es gehört zu jedem Kauf, sich zu informieren: wie ein Artikel funktioniert und was bei der Benutzung zu beachten ist. Auch bei Lebensmitteln tun Sie das ab und an, zum Beispiel, wenn sie auf dem Markt eine exotische Frucht kaufen: Kann man sie mit Schale essen? Muss man sie erhitzen?

Dies ist die Praxis bei jedem anderen Produkt. Wir wissen auch von anderen Produkten, dass die Werbung nicht immer die Realität wiedergibt und die Verpackung durchaus ein geschöntes Bild des gekauften wiedergibt. Bei Lebensmitteln erwarten viele Verbraucher jedoch etwas völlig anderes: Nämlich eine vollkommene Aufklärung über das was sie gekauft haben. Obwohl die gesetzlichen Vorschriften in den letzten Jahrzehnten dem nachkommen und von den Herstellern von verpackten Lebensmitteln eine immer genauere Deklaration verlangen, sind die Leute immer noch unzufrieden. Nun sind die Angaben zu unverständlich. E303 sagt niemand etwas, und was bitte ist „L-Ascorbinsäure"?

Zu dem „mündigen Verbraucher" gehört auch die **berechtigte Verbrauchererwartung"**. Unter diesem Begriff verbirgt sich eigentlich nur der gesunde Menschenverstand. Am besten ist der Tatbestand an ein paar Beispielen erläutert. Wenn sie eine Fertigsoße in Pulverform für 29 Cent kaufen, dann wäre eine es keine „berechtigte Verbrauchererwartung" zu glauben, diese wäre nur aus Fleisch hergestellt. In der Praxis enthält sie einen kleinen Fleischanteil, jedoch nicht sehr viel. Der gesunde Menschenverstand sagt einem, dass dies bei diesem Preis nicht möglich sein kann, da bei einer alleinigen Verwendung von Fleisch das Produkt viel teurer sein muss.

Wer selbst einmal Dinge eingefroren hat, weiß das nach dem Auftauen Soßen an Konsistenz verlieren, Gemüse weich wird oder Tortenboden durchfeuchten. Dies kann durch Zusatzstoffe vermindert werden. Trotzdem gibt es Verbraucher, die meinen, Tiefkühlkost sollte ohne Zusatzstoffe hergestellt werden. Auch das ist keine berechtigte Verbrauchererwartung.

In meinen Augen verlangt das Gesetz nichts Unmögliches. Es hat nicht die Aufgabe den Markt zu regulieren in dem Sinne, dass es nur qualitativ hochwertige, schonend hergestellte, Produkte, frei von Zusatzstoffen geben soll. Noch immer hat der einzelne Verbraucher die Möglichkeit der freien Auswahl. Dabei unterstützt einen die Kennzeichnung. Sie ist daher sehr komplex geworden.

In unserer Gesellschaft hat Essen keinen großen Wert mehr. Es ist normal, das Verbraucher jedes technische Detail des Computers kennen, aber keinerlei Ahnung von den Inhaltstoffen der Nahrung haben. Viele lesen kein Zutatenverzeichnis und keine Nähwertangaben. Trotzdem wollen sie informiert werden. Wie soll dies gehen?

Die Kennzeichnung hat einige Nachteile, wie die Möglichkeit anstatt Namen E-Nummern anzugeben, doch auch dies geschah ursprünglich in der Absicht, die Liste kürzer zu machen. Dazu kommen freiwillige Vereinbarungen wie die GDA-Angaben (**G**uidline **D**aily **A**mount, siehe S.25), die eher verwirren als aufklären. Hier ist die Gesetzgebung gefordert nachzubessern. Aber was ist dazu die Alternative? Ein Beipackzettel zu jedem Fertigprodukt, der über Nebenwirkungen und Inhaltsstoffe aufklärt?

Da sie dieses Buch gekauft haben, denke ich gehören sie zu den Personen, denen ihre Ernährung nicht gleichgültig ist und die nicht ratlos vor einer Fertigpackung stehen wollen. Also gehen wir in „medias res" und fangen mit den gesetzlichen Grundlagen an.

Das Lebensmittelrecht

Sie fragen sich: Muss ich das Lebensmittelrecht kennen? Nein, dass müssen sie nicht. Doch es ist nützlich die Grundzüge des Lebensmittelrechts zu kennen, und auch die Ideen, die dahinter stehen. Ein weitverbreiteter Trugschluss von Verbrauchern ist, dass sie denken, alles wäre festgelegt. Ein Lebensmittelchemiker müsste nur in ein Buch schauen und wüsste schon, was in einem Nahrungsmittel vorhanden sein sollte und in welcher Menge. Das genaue Gegenteil ist der Fall. Ein Hersteller ist weitgehend frei in der Wahl und der Menge seiner Zutaten. Was er aber tun muss, ist die Kennzeichnung korrekt durchzuführen.

Das Lebensmittelrecht ist relativ kompliziert. Es gibt nicht ein Regelwerk und es gibt auch nicht Vorschriften für jedes Lebensmittel. Stattdessen gibt es eine Vielzahl von Gesetzen, Verordnungen und Leitlinien. Für viele traditionelle Lebensmittel wie Milcherzeugnisse oder Fleischerzeugnisse gibt es auch Leitsätze, die zwar nicht die Zusammensetzung genau regeln, aber zumindest die Menge, der wichtigsten Zutaten wie z.B. den Magerfleischgehalt von Wurst. Für die meisten Lebensmittel fehlen aber solche Regelungen.

Über dem deutschen Recht stehen EU-Verordnungen und EU-Leitlinien, die in deutsches Recht umgesetzt werden müssen. Wird dies nicht innerhalb eines bestimmten Zeitraums getan, so gelten diese unmittelbar, so wie der EU-Rat diese verfasst hat.

Die **EU-Verordnungen** dienen der **Harmonisierung des Marktes**. Ziel ist es Hindernisse abzuschaffen, die den Warenverkehr innerhalb von Europa behindern. Vereinfacht gesagt, sollen die Verordnungen ermöglichen, dass ein Produkt, das in einem Mitgliedsstaat legal in den Verkehr gebracht wird, in jedem EU-Mitgliedsstaat verkehrsfähig ist. Die EU regelt daher, welche Stoffe als Zusatzstoffe zugelassen sind, wie das Zutatenverzeichnis abgefasst werden muss, und wie die Nährwertkennzeichnung erfolgen soll.

Eine zweite Aufgabe der EU ist die Regelung der Agrarproduktion und die Unterstützung wirtschaftlich schwacher Regionen. Dafür gibt es weitere Verordnungen, zum Teil für besondere Lebensmittel wie Wein, zum Teil für Gruppen. Wie zum Beispiel ökologisch erzeugte Nahrungsmittel. Die bekanntesten Regelungen dieser Art sind geschützte Bezeichnungen (S.31). Lebensmittel, die nach traditionellen Verfahren in einer eng begrenzten Region hergestellt werden, können den Namen schützen lassen und sich so vor billigen

Nachahmungen schützen. Für den Verbraucher haben die geschützten Bezeichnungen den Vorteil, dass er sich sicher sein kann, dass ein Lebensmittel mit diesem Siegel einem Standard entspricht. Die EU legt auch die Anforderungen für biologische erzeugte Lebensmittel fest (S.34).

Innerhalb Deutschlands gibt es als zentrales Werk das Lebensmittelgesetz. (Lebensmittel-, Bedarfsgegenstände- und Futtermittelgesetzbuch – LFGB). Es legt allerdings nur Grundsätze fest. Für die Betrachtung der Werbung und Kennzeichnung wichtigste Teile sind die Paragrafen §11+§12. Der Paragraf **§11** soll den Verbraucher **vor Täuschung schützen**. So ist es verboten:

- Irreführende Angaben zu machen: zum Beispiel eine Abbildung auf der Verpackung, welche nicht der Wirklichkeit entspricht.

- Wirkungen auszuloben, die nicht belegt sind.

- Besondere Eigenschaften in Anspruch zu nehmen, obwohl sich das Lebensmittel nicht von anderen unterscheidet. (Werbung mit Selbstverständlichkeiten)

- Einem Lebensmittel dem Anschein eines Arzneimittels zu geben.

Hierzu einige Beispiele: Irreführende Angaben können in Schriftform erfolgen, aber auch in Form einer Abbildung. Wenn sie beispielsweise einen Fruchtcocktail kaufen und auf der Verpackung finden sie Früchte abgebildet, die nicht in dem Produkt enthalten sind, dann ist das irreführend, auch wenn das Zutatenverzeichnis die enthaltenen Früchte aufzählt. Die Grenzen sind aber sehr schwammig. Ist eine Verpackung durchsichtig, kann man sich also von dem wahren Inhalt überzeugen, dann wird derselbe Tatbestand meist nicht beanstandet. Zudem kann ein Hersteller sehr leicht ein geschöntes Bild nutzen, wenn er noch in klein „**Serviervorschlag**" hinzuschreibt. Will meinen: Wenn man noch einiges dazu kauft, dann könnte das so aussehen. Eine irreführende Angabe ist es auch zu werben mit „ohne Geschmacksverstärker" und dann Hefeextrakt zu verwenden – diese Zutat ist ein natürlicher Geschmacksverstärker. Dagegen ist erlaubt zu schreiben „ohne den Zusatzstoff Geschmacksverstärker", denn solange kein Zusatzstoff zugesetzt wurde (Hefeextrakt wird als Lebensmittel betrachtet), stimmt dies ja.

Die Werbung mit Selbstverständlichkeiten. Wenn ein Lebensmittel wirbt, es wäre „ohne Konservierungsstoffe", für dieses aber gar keine Konservierungsstoffe zugelassen sind, dann ist das eine Werbung mit Selbstverständlichkeiten. Wie immer sind die Unterschiede fein. Schreibt der Hersteller dagegen „ohne Konservierungsstoffe, laut Lebensmittelgesetz" drauf, dann ist das keine Irreführung, denn nun ist der Verbraucher ja aufgeklärt, dass dies keine Besonderheit ist.

Wirkungen auszuloben, die nicht belegt sind: Die Grenzen zur gesundheitsbezogenen Werbung sind hier fließend. Eine nicht belegte Wirkung ist z. B. zu behaupten, dass ein Vitamin-C haltiger Furchtsaft das Immunsystem stärkt. Inzwischen hat die EU für viele diese Werbeversprechen Regelungen erlassen. Dann ziehen sich die Hersteller auf relativ unverbindliche Angaben zurück, die wiederum erlaubt sind wie „Unterstützt das Immunsystem".

Paragraph 12 wird sehr gerne bis zum Anschlag gedehnt. Er beinhaltet das **Verbot der gesundheitsbezogenen Werbung**. Es darf also nicht suggeriert werden, dass mit einem Lebensmittel Krankheiten gelindert, geheilt oder vermieden werden können.

In der Praxis heißt es dann eben „Hilft die Verdauung anzukurbeln" oder „Tut mir gut". Diese Werbeslogans von Joghurterzeugnissen mit Milchsäurebakterien, welche teilweise die Magensäure überleben, sind einerseits so allgemein gefasst, dass dies auch von einem Apfel gesagt werden kann: dass er „täglich konsumiert einen Beitrag dazu leistet, dass sie sich rundum wohlfühlen" (Werbung eines Drinks). Das entscheidende an der Formulierung ist „Beitrag dazu leisten" – also nur den Drink nehmen reicht nicht. Mit der Formulierung „wohlfühlen" wird der Bezug auf eine Krankheit umgangen. Eine Krankheit wird nicht angesprochen, es wird also nicht versprochen, dass eine träge Verdauung angekurbelt wird. Dahinter sitzen Rechtsabteilungen, die Slogans so formulieren, dass sie an der Grenze sind, wo ein Verstoß gegen §12 vorliegt, die Botschaft, welche unterschwellig vermittelt werden soll, aber trotzdem beim Verbraucher ankommt.

Dann gibt es einige wichtige Verordnungen für alle Lebensmittel, die im Folgenden auch vorgestellt werden, wie die Kennzeichnung von Fertigpackungen oder die zugelassenen Zusatzstoffe. Diese basieren auf EU-Verordnungen. Weiterhin gibt es spezifische Verordnungen für einzelne Lebensmittel, sowie historisch begründet, noch Gesetze für bestimmte Lebensmittelgruppen wie Teigwaren, Käse, Butter, Wein. Diese legen die Herstellung, Kennzeichnung oder Bestandteile dieser Lebensmittel fest.

Wichtig für die Lebensmittelchemiker und Kontrolleure, weniger für den Verbraucher, sind die **Leitlinien**. Sie legen Standards fest, die als „Mindestanforderungen" gelten. Sie sollen verhindern, dass Lebensmittel zwar legal produziert werden, aber im Vergleich zu anderen Produkten mehr preiswerte oder gar minderwertige Zutaten anstatt teuren, qualitativ Hochwertigen verwendet werden. So besteht Wurst aus den beiden Hauptzutaten Fleisch und Speck. Der Speck ist dabei der deutlich preiswertere Teil. Leitlinien für verschiedene Wurstsorten legen daher einen Mindestanteil an Magerfleisch fest.

Premium und Co

Die letzten Jahrzehnte haben leider gezeigt, dass es ein immer größeres Missverhältnis zwischen Lebensmittelindustrie und Lebensmittelüberwachung gibt. Letztere wird personell nicht ausgebaut, die Erstere bringt immer mehr Produkte auf den Markt und wirbt immer aggressiver für diese. Sehr beliebt ist in den letzten Jahren die Werbung mit Superlativen wie „Premium" oder „Super-Food". Es gibt nur für wenige, meist klassische, Lebensmittel für die die Verwendung von bestimmten Ausdrücken festgelegt ist und an bestimmte Qualitätsmerkmale gekoppelt ist. Dies wird in den im vorigen Abschnitt erwähnten Leitsätzen geregelt. Bei Konfitüre z.B. das Wort „**Extra**" gekoppelt mit einem höheren Fruchtgehalt als bei normaler Konfitüre. Bei Wurstwaren ist es das Wort „**Delikatess**" das dann für einen höheren Gehalt an Magerfleisch steht. Bei wieder anderen Produkten ist schon der Name festgelegt. Ein Eis, das im Wort den Begriff „**Cremeeis**" hat, enthält mindestens 50 % Milch und pro 100 ml Milch 27 g Vollei oder 9 g Eigelb. Hier ist also die Zusammensetzung explizit festgelegt.

„**Premium**" gehört nicht zu diesen geschützten Begriffen. Kann man es dann einfach ungestraft einsetzen? Nein, die Lebensmittelüberwachung wird dann voraussetzen, dass das Lebensmittel eine höhere Qualität als vergleichbare Lebensmittel derselben Art hat. Dies wird dann meist am Gehalt an wertgebenden Substanzen festgemacht. **Wertgebende Substanzen** bestimmen den Geschmack, werden in der Verkehrsberuhigung oder im Zutatenverzeichnis ausgelobt, also hervorgehoben oder sind einfach besonders teuer. Das sind in einem Erdbeercremeeis z.B. Erdbeeren aber auch Milch (wegen des Wortes Cremeeis). Wird mit solchen Begriffen geworben, so muss der Gehalt an wertgebenden Substanzen höher als bei normalen Produkten sein, oder es muss eine weitere wertgebende Substanz hinzugefügt worden sein.

Völlig sinnfrei, aber enorm gut klingend, ist der neue Begriff „**Superfood**", denn was soll an diesem Essen nun „Super" sein. Im wesentlichen steht er nur für exotische Nahrungsmittel, die bei uns eher unüblich sind wie Quinoa, Chia-Samen und Goji Beeren. Schaut man sich die Zusammensetzung dieser Lebensmittel an, so sind sie durchaus nicht „super". Es gibt genügend heimische Nahrungsmittel, die hinsichtlich Vitamin- oder Mineralstoffgehalt genauso gut, teilweise sogar besser dastehen.

Siegelmannia und regionale Produkte

Gesetzlich nicht geregelt sind die zahlreichen Siegel, die man inzwischen auf den Produkten findet. Sie sagen nur aus, das der Hersteller aussagen sich an den Verpflichtungen dieses Siegels zu halten. Neben Siegeln hinter denen strenge Kontrolle stehen wie für die Bioprodukte von Demeter oder Bio-Land, gibt es auch Siegel die man einfach kaufen kann wie von der „European Vegetarion Union" - ein Verein der nur dieses Siegel vermarktet. Dazwischen liegen alle Siegel. Manche mit Betriebs- oder zumindest Produktwegekontrollen wie das Fairtrade-Siegel oder MSC-Siegel für nachhaltige Fischwirtschaft andere sind reine Promotionssiegel, wie das "Produkt des Jahres 20xx" der Zeitschrift Lebensmittel Praxis - eine Promotionszeitschrift der Lebensmittelindustrie die auf ihrer Seite für 2016 rund 250 "Produkte des Jahres" aufführt – exklusiv ist etwas anderes. Der Trend geht zu noch mehr Siegeln, so hat unser Landwirtschaftsminister das Siegel „Tierwohl" angeregt, das für eine konventionelle Landwirtschaft steht, bei dem die Tiere etwas bessere Haltungsbedingungen, als die Mindestanforderungen haben.

Ich will die Problematik an einer Gattung erläutern, die in den letzten Jahren sehr populär geworden ist: **regionale Produkt**e. Hier tummeln sich gleich eine Reihe von Siegeln auf dem Markt zudem werden die Produkte auch ohne Siegel als „regional" ausgegeben.

Anders als vom Verbraucher angenommen, ist der Begriff „regional" nicht gesetzlich geregelt. Das bedeutet, es gibt keine verbindliche Definition und damit wird der Begriff „regional" je nach Hersteller unterschiedlich gehandhabt.

Es gibt aber immerhin einige Siegel, die geprüft sind. Dies sind Siegel der Bundesländer. Die gibt es in Bayern, Baden-Württemberg, Hessen und Mecklenburg-Vorpommern. In einigen Bundesländern gibt es sogar mehrere Siegel, z.B. eines für normale und eines für Bioprodukte. Bei diesen Auszeichnungen wird regelmäßig überprüft, ob die Zutaten wirklich aus diesem Bundesland stammen. Das muss je nach Siegel zu 90 bis 100% der Fall sein.

Im Handel spielen diese Siegel aber keine große Rolle und wenn, dann findet man sie vor allem auf unverarbeiteten Rohprodukten, wo die Kontrolle einfach ist, wie Gemüse, Milch oder Kartoffeln.

Die meisten Produkte, die man im Handel findet und die sich „regional" nennen, stammen von Handelsmarken der großen Discounter und Supermarktketten wie EDEKA, Rewe, Netto.

Diese Hersteller definieren „regional" als die **Vertriebsregion**. Das ist bei den großen Konzernen meistens deutschlandweit. Die Bezeichnungen dieser Handelsmarken ist daher auch vage wie „Von hier", „Unsere Heimat" oder „Mein Land". Manche Marken machen immerhin eine Aussage über die ungefähre Region wie bei „unser Norden". Doch verlassen kann man sich darauf nicht. Rewe wollte bei einer Anfrage des Landwirtschaftsministeriums über den Ursprung der Zutaten der Eigenmarke „Echt bayrisch" keine Angabe machen. Im Zweifelsfalle kann man also bei Eigenmarken nur davon ausgehen, dass das Produkt aus

Deutschland stammt. Im Zweifelsfall informiert die Anschrift des Herstellers über die Herkunft, oder wenn diese fehlt, die Veterinärkontrollnummer.

Verbraucherverbände fordern eine bundesweit geltende Einschränkung des Begriffs „regional" auf einen Umkreis von 60 km. Das ist für den Verbraucher angenehmer als die schon existierenden Ländersiegel. Diese nützen denen, die an den Grenzen von Bundesländern wohnen, nicht viel. Wiesbaden und Mainz liegen z.B. nahe beieinander an der Grenze von Rheinland-Pfalz und Hessen. „Regional" wären daher für beide Städte Produkte aus beiden Bundesländern, doch nach dem Länderkonzept wären dies für Mainz nur Produkte aus Rheinland-Pfalz und für Wiesbaden Produkte aus Hessen. Der Autor hält bei deutschlandweit auftretenden Discountern und Ketten den 60-km-Radius aber für nicht durchführbar. Lidl, Aldi, Rewe und Edeka haben jeweils einige Tausend bis über 10.000 Märkte. Für jeden Laden würde ein anderer 60 km Radius gelten. Das bedeutet, einige Produkte, die es im Nachbarmarkt gibt, müsste man durch andere ersetzen, weil die Distanz beim einen Markt 58 km zum Erzeuger sind, beim nächsten Laden dann 61 km. Das ist nicht praktikabel. Die Idee, dass man den Begriff auf die Vertriebsregion beschränkt, ist daher nicht von der Hand zu weisen. Er berücksichtigt auch die Logistik der Unternehmen. Allerdings sind diese Vertriebsregionen oft so groß, dass der Begriff „Regional" irreführend ist. Besonders bei Produkten, die vor allem in einer Region produziert werden, ist dies gegeben. So wird man im Norden und Osten Deutschlands viel Milch aus Bayern finden, weil in Bayern am meisten Milch produziert wird.

Zu wünschen wäre, dass man wenigstens die schon existierenden Siegel der Bundesländer vereinheitlicht. Bisher sieht jedes Landessiegel anders aus und nicht mal die eines Bundeslandes einheitlich (so gibt es für Bayern nicht weniger als drei unterschiedliche Siegel).

Bei den **EU-Siegeln** kann man bei den Stufen „geschützte Ursprungsbezeichnung" und „geschützte geografische Angabe" sicher sein, dass die Herstellung in einer Region erfolgte. Bei der geschützten Ursprungsbezeichnung die gesamte Herstellung, sonst mindestens ein Teilschritt. Diese Regionen sind noch begrenzter als Länder, teilweise umfassen sie nur eine Stadt. Ein Beispiel vom Wohnort des Autors: „**Filderkraut**" oder „**Filderspitzkraut**" ist eine geschützte geografische Angabe und das Spitzkraut stammt aus der nur 220 km² großen Filder-Hochebene, genauer gesagt von den Gemeinden Aichtal, Denkendorf, Filderstadt, Köngen, Leinfelden-Echterdingen, Neuhausen auf den Fildern, Ostfildern und Wolfschlugen sowie folgenden Stadtbezirken von Stuttgart: Birkach, Degerloch, Möhringen, Plieningen, Sillenbuch und Vaihingen.

Das ist deutlich begrenzter als das Siegel von Baden-Württemberg, das 35.752 km² also die 162-fache Fläche abdeckt. Weiterhin wird mit den EU-Siegeln auch die Qualität festgelegt, denn oft unterschieden die Produkte, die ein Siegel tragen durch eine besondere Verarbeitung oder teurere Rohstoffe sich von ähnlichen Produkten. Dies ist bei den Siegeln für Regionalität nicht gegeben. Nur weil etwas aus der Region stammt, ist es nicht unbedingt qualitativ hochwertiger. So dürften Milchprodukte und Fleisch aus Südbayern, wo die Freilandhaltung von Kühen üblich ist, eine wesentlich bessere Qualität aufweisen als aus Ostdeutschland, wo historisch bedingt die Massentierhaltung im Stall dominiert.

Medien, Verbrauchervereine und Internet

In den letzten Jahrzehnten hat sich einiges bei der Lebensmittelindustrie getan. Sie hat vor allem in Sachen Marketing sehr viel hinzugelernt und sie wirft immer mehr Produkte auf den Markt.

Auch die Medien haben sich des Themas angenommen. „Lebensmittel-Tests" mit willkürlich festgelegten Kriterien sind in Mode und auch sonst taucht die Nahrung und vor allem verarbeitete Lebensmittel immer wieder in den Medien auf.

Es gab schon immer Verbrauchervereine, doch in den Medien taucht vor allem **FoodWatch** auf. Der Verein will vor allem politischen Druck ausüben und versucht daher so viel wie möglich mediale Aufmerksamkeit erregen. Ein wesentlicher Unterschied zwischen den traditionellen Verbrauchervereinen ist das dort sich mit den fragen Personen beschäftigen, die sich mit der Materie auskennen, wie Ernährungswissenschaftler. Bei Food Watch besteht das Team dagegen aus Politologen, Betriebswirten und Medienwissenschaftlern. Das ist gut, wenn man mediale Aufmerksamkeit haben will, doch es fehlt dann der Sachverstand von der Sache, die sie vertreten. Entsprechend groß ist ihr Hintergrundwissen in Sachen Ernährung und Lebensmittel, wie ich schon selbst in Telefonaten feststellen konnte. Die Forderungen erscheinen für Personen vom Fach weltfremd, trotzdem hat der Verein damit Erfolg: Kalbleberwurst heißt so (und zumindest seit 1953 so, als die erste Definition in den Leitlinien erschien) weil sie aus Kalbfleisch hergestellt wird. Darauf bezieht sich das „Kalb" im Namen, nicht auf die Leber. Der Verein meint mangels Sachkenntnis, dass dies irreführend ist, und hat eine Kampagne gestartet. Das Ganze hat Erfolg: zwar gelten nach wie vor die Leitsätze und die Bezeichnung „Kalbleberwurst" ist für eine Wurst aus Kalbsfleisch und Schweineleber zulässig, aber es gibt schon im Supermarkt inzwischen Würste, die sich "Kalbsfleisch-Leberwurst" nennen. Food Watch vertritt eine Gruppe, die das Gesetz nicht kennt: Den uninformierten Verbraucher und sie hat damit Erfolg.

Die Politik hat sich dem Trend angeschlossen und arbeitet weniger auf mehr gesetzliche Klarstellungen hin, um z.B. die Flut an Siegeln einzudämmen, als vielmehr auf öffentlich wirksame Aktionen wie eigene Siegel für „Tierwohl" oder anstatt die Gesetzgebung für die Kennzeichnung zu verschärfen das Portal „Lebensmittelklarheit.de" wo Verbraucher angebliche Verstöße melden sollen – nur hat dieses keinerlei Macht den Herstellern etwas vorzu-schreiben.

Trotzdem hat sich die Gesetzgebung in einem Punkt in den letzten Jahren deutlich ver-ändert: Während die meisten Gesetze für den Schutz des Verbrauchers, wie Rückstands-höchstmengenverordnung oder andere Verordnungen welche die Zusammensetzung von Lebensmittel regeln, seit Jahrzehnten sich kaum geändert haben, gibt es immer mehr Vor-schriften für die Kennzeichnung.

- Früher mussten nur diätetische Nahrungsmittel eine Nährwertkennzeichnung aufweisen, heute alle fertig verpackten Lebensmittel.

- Heute müssen die häufigsten Allergie verursachenden Substanzen ausgewiesen werden, dabei wurde dies laufend verschärft. Früher reichte es, sie hinten an das Zutatenverzeichnis anzufügen und man musste nur Zutaten angeben, die nicht im Zutatenverzeichnis auftauchten. Heute müssen alle allergenen Zutaten fett ge-druckt hervorgehoben werden.

- Wertgebende Substanzen oder in der Verkehrsbezeichnung enthaltene Zutaten müssen heute als Prozentanteil ausgewiesen werden.

- Ebenfalls neu sind die freiwilligen Angaben für Portionsgrößen. Nachdem diese bei den meisten Produkten unrealistisch niedrig waren, hat nun der Gesetzgeber durchgegriffen und wird für viele Produkte realistische Portionsgrößen festlegen.

Kurzum: Die Verpackungsangaben sind in den letzten Jahren erheblich komplexer ge-worden. Das erlaubt es zu vergleichen, z.B. das Erdbeereis mit dem höchsten Gehalt an Erdbeeren sich heraussuchen. Es bedeutet aber auch: Man hat mehr zu lesen, mehr Angaben und dazu kommen dann noch weitere Angaben des Herstellers wie Siegel oder Aussagen zum Produkt oder Betrieb, die werben sollen. Die Zahl der Siegel wird noch anwachsen. Schlussendlich schlägt inzwischen sogar das Verbraucherministerium ein Siegel „**Tierwohl**" vor. Der nach Ansicht des Autors bessere Weg wäre es die gesetzlichen Vorschriften so ab-zuändern das diese Maßnahmen Bestandteil der Mindestanforderungen sind.

Daher ist eine kleine Einführung in das wichtigste Kennzeichnungselement, das Zutaten-verzeichnis angesagt.

Das Zutatenverzeichnis

Die zentrale Vorschrift für die Kennzeichnung von Lebensmitteln war lange Zeit die Lebensmittelkennzeichnungsverordnung, kurz LMKV. Sie beruht auf einer EU-Richtlinie, wodurch der Warenverkehr in der EU erleichtert wird, indem in allen EU-Staaten dasselbe Zutatenverzeichnis eingesetzt werden kann. Auf der anderen Seite ist es natürlich der kleinste gemeinsame Nenner der Interessen aller EU-Mitglieder. Sie wurde 2014 durch die Lebensmittelinformationsverordnung (LMIV) abgelöst, die noch weiter in der Kennzeichnung ging, z. B. bei der Kennzeichnung von Allergenen, der Herkunftsangabe von Fleisch.

Zuerst einmal: Was muss gekennzeichnet werden? Die LMKV galt nur für Fertigpackungen, die LMIV gilt auch für unverpackte Lebensmittel. Bei diesen müssen die Angaben einsehbar sein oder durch Auskunft mitgeteilt werden z. B. durch einen Aushang, ein einsehbares Verzeichnis oder durch Fragen an die Verkäufer. Weiterhin gibt es einige Ausnahmen. Für bestimmte Lebensmittel, wie Wein und Milcherzeugnisse, gab es schon vorher Verordnungen zur Kennzeichnung, die weiterhin gültig bleiben. Dazu gibt es weitere Vorschriften wie die Diät-Verordnung, welche die Kennzeichnung und die Zusammensetzung von Lebensmitteln regelt, wenn sie für bestimmte Ernährungszwecke vorgesehen sind. Im Folgenden sollen die wesentlichen Angaben (nicht alle) erläutert werden.

Kennzeichnungselemente

Folgende Elemente muss die Kennzeichnung umfassen:

- Die Verkehrsbezeichnung
- Der Name und die Anschrift des Herstellers, Verpackers oder des Verkäufers
- Das Zutatenverzeichnis
- Das Mindesthaltbarkeitsdatum
- Der Alkoholgehalt
- Die Nährwertkennzeichnung (ab dem 13.12.2016 verpflichtend)
- Die Angabe bestimmter Zutaten

Dies ist keine komplette Liste. Es gibt für bestimmte Lebensmittel und bestimmte Stoffe noch weitergehende Vorschriften. Doch diese Vereinfachung ist ausreichend für die meisten Nahrungsmittel. Die Größe des Zutatenverzeichnisses ist inzwischen festgelegt. Für einen Kleinbuchstaben muss die Höhe der Schrift mindestens 1,2 mm (▭) betragen. Ausnahme sind kleine Verpackungen mit maximal 80 cm² Größe.

Die Verkehrsbezeichnung

Die Verkehrsbezeichnung ist **nicht** der Name des Produkts. Anhand der Verkehrs-bezeichnung soll der Käufer erkennen können, was er vor sich hat. Der Handelsname ist daher nicht ausreichend. Wenn es ein „etabliertes" Lebensmittel ist, also eines, das all-gemein bekannt ist, reicht der Name der Produktkategorie aus, also zum Beispiel „Butter" oder „Vollmilchschokolade". Andernfalls muss eine **kurze prägnante Beschreibung** des Lebensmittels folgen, mit der sich der Verbraucher einen Eindruck verschaffen kann, um was es sich handelt wie zum Beispiel „Milchdessert mit verschiedenen Früchten und Himbeersirup".

Erlaubt ist allerdings die Übernahme einer Verkehrsbezeichnung ohne ergänzende Angaben, wenn das Lebensmittel in einem anderen EU-Staat mit dieser Verkehrsbezeichnung zu-gelassen wurde. Da allerdings unsere Untersuchungsämter darauf bestehen, dass die An-gaben in Deutsch erfolgen müssen, werden die meisten Verkehrsbezeichnungen aus dem Ausland wohl doch durch ergänzende Angaben ergänzt werden müssen. Eine Ausnahme könnten in Österreich zugelassene Lebensmittel sein, wie zum Beispiel die dort übliche Be-zeichnung „Heuriger", für jungen Wein.

Das Mindesthaltbarkeitsdatum

Das Gesetz unterscheidet hier das **Mindesthaltbarkeitsdatum** (MHD) und das Ver-brauchsdatum. Der Verbraucher kennt meist den Unterschied nicht. Das Verbrauchsdatum muss bei sehr leicht verderblichen Waren, die nach kurzer Zeit durch mikrobiologische Vorgänge verdorben sind und dann gesundheitsschädlich sind angegeben werden. Hack-fleisch weist zum Beispiel ein **Verbrauchsdatum** auf. Bei dem Verbrauchsdatum muss die Angabe „**verbrauchen bis**" erfolgen, zusammen mit dem Datum und den Auf-bewahrungsbedingungen, unter denen es gilt. Das ist meist der Fall bei gekühlter Auf-bewahrung. Beim Mindesthaltbarkeitsdatum lautet die Angabe dagegen: „**mindestens haltbar bis**". Es ist vorgeschrieben für alle Lebensmittel, selbst welche die jahrelang ge-nießbar sind wie Zucker oder Reis. Das Mindesthaltbarkeitsdatum bedeutet nicht, dass das Lebensmittel nach dessen Überschreiten verdorben ist. Es isst vielmehr eine Art Garantie: Solange man das Lebensmittel unter den angegebenen Bedingungen lagert, ist es auf jeden Fall bis zu diesem Datum verzehrsfähig – es kann aber durchaus noch viel länger genuss-fähig sein. Während Verbrauchsdaten selten länger als einige Tage sind, können Mindest-haltbarkeitsdaten über Jahre gehen. Bei länger haltbaren Lebensmittel kann bei über 3 Monaten Haltbarkeit der Tag und bei über einem Jahr auch der Monat weggelassen werden.

Für den Handel haben die beiden Daten auch eine wichtige Bedeutung. Er darf keine Lebensmittel abgeben, deren Verbrauchsdatum überschritten ist. Das gilt nicht für das

Mindesthaltbarkeitsdatum. Durchaus können Lebensmittel verkauft werden, deren MHD überschritten wurde. Wenn das Lebensmittel nicht in Ordnung ist, kann in jedem Falle eine Reklamation erfolgen, unabhängig von dem Alter des Produktes. Lediglich wenn das MHD gravierend überschritten ist, ist es nicht mehr verkehrsfähig. Es macht übrigens keinen Unterschied, ob die Ware preisreduziert ist, wie dies manche Läden mit „abgelaufenen" Lebensmitteln machen oder ob diese verschenkt werden. In keinem Fall darf der Handel Lebensmittel abgeben, deren Verbrauchsdatum überschritten ist, selbst wenn diese verschenkt werden. Lebensmittel mit überschrittenem Verbrauchsdatum müssen vernichtet werden. Die meisten Händler sortieren trotzdem abgelaufene Ware rigoros aus. Das liegt auch an den Verbraucherschutzvereinen. Sie prozessieren gerne gegen Händler, die abgelaufene Waren nicht wenigstens kennzeichnen, und bekommen vor Gericht recht: Nach der Rechtsprechung ist eine Überschreitung des MHD nicht gleichbedeutend mit einer Gesundheitsgefährdung, aber einer Einschränkung in dem Wert, denn nun ist die Lagerdauer beim Verbraucher stark eingeschränkt.

Der Alkoholgehalt

Der Alkoholgehalt muss nur angegeben werden, wenn er über 1.2 Volumenprozent liegt. Das hat den Hintergrund, dass Alkohol in kleinen Mengen auch bei Lebensmitteln vorkommen kann, die nicht als alkoholische Genussmittel verkauft werden. So zum Beispiel bei einem Soßenfond, der mit Wein verfeinert wurde. Von Natur aus bildet sich bei Obst auch durch alkoholische Gärung Alkohol. Fruchtsäfte enthalten daher immer kleinere Mengen an Alkohol, typischerweise aber unter 0.5 Volumenprozent.

Die Zutatenliste

Was ist eine Zutat? Diese Frage ist nicht so einfach zu beantworten, weil es auch hier einige Sonderregelungen gibt. Eine Zutat ist jeder Stoff, der verwendet wird, inklusive Zusatzstoffe. Jedoch müssen Zusatzstoffe, die keine technologische Wirkung haben, nicht angegeben werden. Das Gleiche gilt für Stoffe, die bei der Herstellung erst zugesetzt werden und später entfernt werden. Das gilt auch für Lösungsmittel, Extraktionsmittel und Trägerstoffe (zum Beispiel für Aromen).

Das Zutatenverzeichnis muss mit dem Wort „**Zutaten**" beginnen und die Zutaten in absteigender Menge enthalten. Die erste Zutat ist also diejenige mit dem höchsten Anteil am Produkt. Die letzte Zutat, die in kleinster Menge vorhandene. Sofern der Anteil kleiner als 2% ist, muss diese Reihenfolge allerdings nicht eingehalten werden. Dann können die Zutaten in beliebiger Reihenfolge, nach den Zutaten aufgeführt werden, die mehr als 2% Anteil haben.

Zugesetztes Wasser und flüchtige Stoffe müssen separat ausgewiesen werden, sofern der Anteil höher als 5% ist. Getrocknete Stoffe können mit ihrem Anteil vor dem Trocknen angegeben werden und das zugesetzte Wasser muss nicht angegeben werden. Desgleichen kann bei getrockneten Lebensmitteln, denen vor dem Verzehr Wasser zuzusetzen ist, die Zusammensetzung des fertigen Lebensmittels angegeben werden, solange der Passus „**Zutaten des gebrauchsfertigen Erzeugnisses**" erfolgt.

Für Obst-, Gemüse- und Pilzmischungen reicht die Angabe „Obst, Gemüse und Pilze" wenn dies durch „**in veränderlichen Gewichtsbestandteilen**" ergänzt wird. Das Gleiche gilt für Gewürze.

Sofern die Zutat selbst ein Lebensmittel ist, müssen im Normalfall dessen Einzelbestandteile ebenfalls angegeben werden. Dies muss nicht erfolgen, wenn für dieses Lebensmittel kein Zutatenverzeichnis vorgeschrieben ist, seine Zusammensetzung durch Gesetze festgelegt ist, oder sein Gewichtsanteil weniger als 2% im Endprodukt beträgt. Viele Hersteller schlampern hier und geben eine Mischung aller Bestandteile aller eingesetzten Lebensmittel an. Das verwirrt dann eigentlich nur und erschwert die Beurteilung des Produktes.

Es ist weiterhin erlaubt, verschiedene ähnliche Zutaten zusammenzufassen. Wurden verschiedene Öle und Fette zugesetzt, so reicht die Angabe „Öl pflanzlich" oder „Öl tierisch". Diese Möglichkeit zum Zusammenfassen gilt für Wein, Mehl, Stärke, Fische, Käse, Kräuter, Gewürze, Zuckerarten und Fleisch.

Bei **Zusatzstoffen** muss auch der technologische Zweck angegeben werden, indem der Einsatzzweck voranstellt, wird, wie „Farbstoff" oder „Emulgator". Bei Zusatzstoffen muss die Verkehrsbezeichnung oder E-Nummer verwendet werden. Es dürfen also nicht gebräuchliche Trivialnamen verwendet werden. Das schützt den Verbraucher vor Deklarationen wie „Farbstoff: Vitamin B_2" oder „Antioxidationsmittel: Vitamin C".

Angaben bestimmter Zutaten

Eine besondere Angabe ist nötig, wenn ein Lebensmittel **bestimmte Zutaten auslobt**, sei es durch Angaben auf der Verpackung, der Verkehrsbezeichnung, die Zutat auf der Verpackung abgebildet ist, oder sie ein wesentlicher Bestandteil des Lebensmittels ist. In diesem Falle muss die Menge im Produkt prozentual angegeben werden. Diese Regelung ist die wichtigste Neuregelung, die in den letzten zehn Jahren erfolgt ist. Sie soll es dem Verbraucher erlauben, Produkte zu vergleichen und zu beurteilen. So kann zum Beispiel ein Fruchtjoghurt anhand seines Fruchtanteils mit anderen Marken verglichen werden.

Allergikerhinweise

Für eine ganze Reihe von Lebensmitteln, die allergen wirken können, ist ein Hinweis für Allergiker verpflichtend. In diesem Falle muss gefolgt auf „**Enthält:**" das Lebensmittel folgen, das allergen wirken kann. Diese Angabe kann entfallen, wenn keinerlei allergen wirkende Bestandteile in der Zutat vorhanden sind. So gehören Sojabohnen zu den Lebensmitteln die Allergien verursachen können, aber Sojaöl, das nur aus Fett besteht, enthält keinerlei Allergene und daher muss in diesem Fall kein **Allergikerhinweis** erfolgen. Angegeben müssen allerdings nur Bestandteile werden, die nicht schon im Zutatenverzeichnis stehen. Es genügt für Allergiker also nicht nur diesen Schlusssatz zu lesen, sondern sie müssen das ganze Zutatenverzeichnis studieren. Der zusätzliche Hinweis hat vielmehr den Sinn vor Kreuzkontaminationen die durch den Herstellungsprozess in das Produkt kommen zu warnen. Diese alte Regelung der LMKV wurde stark kritisiert, so ist nach der neuen LMIV vorgeschrieben, dass im Zutatenverzeichnis Allergie verursachende Lebensmittel nun in fetter Schrift hervorgehoben erden müssen.

Nicht alle Lebensmittel, gegen die es Allergien gibt, müssen deklariert werden, sondern nur die 14 am häufigsten verursachenden Lebensmittel: glutenhaltige Getreide, Krebstiere, Eier, Fische, Erdnüsse, Sojabohnen, Schalenfrüchte (zahlreiche andere Nussarten zum Beispiel Walnüsse Mandeln und Haselnüsse), Sesamsamen, Sellerie, Senf, Schwefeldioxid, Lupinen, Weichtiere.

Der zusätzliche Allergikerhinweis bedeutet nicht zwingend, dass dies eine Zutat des Lebensmittels ist. Das liegt darin, dass eine Firma meist nicht nur ein Produkt herstellt, sondern mehrere. Diese werden üblicherweise im Batchverfahren, d.h. eines nach dem anderen produziert. In Leitungen, Kesseln, Behältern sind dann noch Reste des letzten Produktes. Diese können dann in kleinen Mengen sich noch im nächsten hergestellten Produkt befinden.

Ob eine Zutat für einen Allergiker relevant ist, muss dieser selbst wissen. Verbreitet ist in Deutschland eine Allergie gegen Haselnüsse. Wer nun Vollmilchschokolade kauft, sollte eigentlich sicher sein, dass diese keine Nüsse enthält. Doch wird die Produktionsstraße sehr oft auch für andere Sorten wie Nussschokolade oder Schokolade mit Nougatfüllung genutzt. Kleine Mengen dieser nusshaltigen Schokolade können dann noch in Leitungen und Behältern verbleiben. Daher erfolgt bei vielen Herstellern ein Allergikerhinweis wegen Spuren von Nüssen. Bei den meisten Betroffenen muss aber eine gewisse Mindestmenge vorhanden sein, um allergische Symptome zu verursachen. Dies ist von der Allergie und Empfindlichkeit abhängig, so genügen bei vielen Betroffenen einer Allergie gegen Hühnereiweiß geringe Mengen an Allergen, um einen allergischen Anfall zu verursachen.

Nährwertkennzeichnung

Die zweite wichtige Kennzeichnungsvorschrift ist die Nährwertkennzeichnung (NWKV). Sie ist vorgeschrieben, wenn der Hersteller auf der Verpackung **Angaben über den Nährwert** macht. Darunter wird der Energiegehalt oder der Gehalt an Nährstoffen verstanden. Es muss kein Wert angegeben werden, es reicht aus, wenn auf einen höheren oder niedrigeren Gehalt hingewiesen wird. So müssen alle energiereduzierten Lebensmittel, die diese Tatsache ausloben, entsprechend gekennzeichnet werden.

Typische Formulierungen, die eine Nährwertkennzeichnung notwendig machen sind:

- „Kalorienreduziert"
- „Reich an natürlichem Vitamin C"
- „Light"
- „Cholesterinarm"
- „Mit hochwertigem Eiweiß"

Angaben dürfen nur sich auf die in der Nährwertkennzeichnungsverordnung aufgezählten Nährstoffe, Spurenelemente und Vitamine beziehen. Nicht auf andere Stoffe, welche in dem Produkt enthalten sind, wie sekundäre Pflanzeninhaltsstoffe.

Bei allen anderen Produkten ist die Angabe freiwillig. Die Nährwertkennzeichnung ist unabhängig von anderen Kennzeichnungsvorschriften wie zum Beispiel der Angabe des Alkoholgehaltes.

Egal ob die Angabe freiwillig ist, oder aufgrund der Verordnung erfolgt: In jedem Falle ist eine sehr formale Angabe vorgeschrieben.

Es gibt zwei Grunddeklarationen: Findet sich ein Hinweis auf Zucker, gesättigte Fettsäuren, Ballaststoffe oder Natrium in der Auslobung, so muss die Angabe folgendes umfassen: (Pro 100 g Produkt):

- Brennwert
- Eiweiß
- Kohlenhydraten
- Zucker
- Fett
- Gesättigten Fettsäuren
- Ballaststoffen
- Natrium

In allen andern Fällen reicht die verkürzte Angabe von:

- Brennwert
- Eiweiß
- Kohlenhydraten
- Fett

Weitere Stoffe müssen aufgeführt werden, wenn auf Sie in der Aufmachung Bezug genommen wird. Dabei muss auch der Anteil an der **empfohlenen Tagesdosis** aufgeführt werden. Die folgende Tabelle enthält diese Tagesdosis. Diese ist vorgegeben durch eine EU-Verordnung.

Bestimmte Angaben bedingen andere. So ist bei Angabe des Gehalts an mehrfach ungesättigten, einfach ungesättigten Fettsäuren oder **Cholesterin** auch der Gehalt an gesättigten Fettsäuren anzugeben. Zusätzlich zu den Vitaminen und Mineralstoffen in der Tabelle können auch noch Zucker, Stärke, mehrwertige Alkohole und Cholesterin angegeben werden, dann jedoch ohne empfohlene Tagesdosis, denn diese Stoffe sollten in möglichst geringer Menge aufgenommen werden.

Die in vielen Diabetikerprodukten und zahnschonenden Produkten verwendeten mehrwertigen Alkoholen werden auch zu den Kohlenhydraten gezählt. Allerdings nur mit einem Energiegehalt von 10 anstatt 17 kJ/g unabhängig vom individuellen Energiegehalt der **Zuckeralkohole**.

Eine Angabe eines Vitamins oder eines Mineralstoffs aus dieser Tabelle ist nur zulässig, wenn 100 g, 100 ml oder eine Portion des Nahrungsmittels mindestens 15% der Tagesdosis enthalten. Eine Ausnahme ist eine Angabe über einen reduzierten Gehalt – das dürfte in der Praxis selten vorkommen, da es sich ja um essenzielle Bestandteile handelt.

Stoff	Empfohlene Tagesdosis	DGE-Empfehlungen
Vitamin A	0,8 mg	0,8 - 1,0
Vitamin D	5 µg	5 µg
Vitamin E	10 mg	12-14 mg
Vitamin C	60 mg	100 mg
Thiamin (Vitamin B_1)	1,4 mg	1,0 - 1,2 mg
Riboflavin (Vitamin B_2)	1,6 mg	1,2 - 1,4 mg
Niacin	18 mg	13 - 16 mg
Pyridoxin (Vitamin B_6)	2,0 mg	1,2 - 1,5 mg
Folsäure	0,2 mg	0,4 mg
Cobaltamin (Vitamin B_{12})	1 µg	3 µg
Biotin (Vitamin H)	0,15 mg	0,03 - 0,06 mg
Pantothensäure	6 mg	6 mg
Calcium	800 mg	1000 mg
Phosphat	800 mg	700 mg
Eisen	14 mg	10 mg
Magnesium	300 mg	300 - 350 mg
Zink	15 mg	10 mg
Iod	150 µg	200 µg

GDA-Kennzeichnung

Seit 2008 finden sich auf den Verpackungen, nach einer freiwilligen Verpflichtung der Industrie vermehrt portionsbezogene Angaben. Sie umfassen die Angabe von **Energie, Zucker, Fett, gesättigten Fettsäuren** und **Natrium**. Diese fünf Nährstoffe sollen die umfassen, die kritisch sind. (In dem Sinne, dass zu viel von Ihnen aufgenommen wird). Möglich ist auch die Kennzeichnung von **Eiweiß, Kohlenhydraten** und **Ballaststoffen**. Die Angaben erfolgen in der absoluten Menge in Gramm und der empfohlenen Tagesmenge.

An diesem System gibt es einige Kritik. Die erste ist, dass die Angabe bei Lebensmitteln, die sowieso der Nährwertkennzeichnung unterliegen, eine doppelte Deklaration ist, die eher dazu geeignet ist, die Verbraucher zu verwirren. Es gibt auch kein einheitliches System. Meistens findet sich neben dem typischen Kasten (siehe Abbildung) auch noch eine zusätzliche Spalte (für eine Portion) in der Nährwertkennzeichnung. Unterschieden muss zwischen Vorderseite und Rückseite:

- Manche Hersteller geben vorne nur den Energiegehalt an, andere fünf Nährstoffe, andere acht.
- Hinten finden sich keine Angaben (wenn vorne alles steht) oder eine Tabelle und/oder ein Kasten mit 5 oder 8 Angaben.

Das Zweite sind die Empfehlungen selbst. Basis sind die **GDA**-Empfehlungen der USA. Die Abkürzung steht für **Guideline Daily Amount**. Es handelt sich nicht um eine internationale Empfehlung, sondern eine der Nationalen Akademie der USA für die USA. In Deutschland gibt es genauso eine nationale Empfehlung der Deutschen Gesellschaft für Ernährung (DGE), die auch als Basis dienen kann. Sie ist teilweise kritischer. Weiterhin muss man nach Alter, körperlicher Arbeit und Geschlecht differenzieren.

Die GDA geht von einem **Energiegehalt** von 2000 kcal pro Tag aus. Der Energiewert entspricht dem einer Frau, mit überwiegend sitzender Tätigkeit, jüngeren Alters. Männer haben einen höheren Bedarf und Personen, die körperlich arbeiten müssen, ebenfalls.

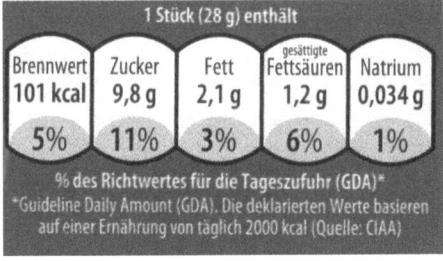

Abbildung 1: Beispiel für die GDA-Kennzeichnung

Auch an den Stoffen und ihrer Menge gibt es Kritik. Für **Zucker** liegt zum Beispiel die täglich empfohlene Menge bei 90 g/Tag. Das sind 19% des Gesamtenergiebedarfs und ein Drittel der Kohlenhydratzufuhr – eine hohe Menge, die zum Beispiel nicht durch naturbelassene Nahrungsmittel erreichbar ist. Die meisten

Experten und die DGE plädieren für einen niedrigeren Wert von 60 g Zucker pro Tag. Das entspricht in etwa dem Zucker, der in 4-5 Äpfeln vorhanden ist und den man aufnimmt, wenn man sich vollwertig ernähren würde.

Früher wurde angenommen, das **Salz** den Blutdruck steigert und zur Hypertonie (Bluthochdruck) führt. Dies basierte auf Beobachtungen eines Indianerstammes, der sich salzarm ernährte und kaum Hypertonieerkrankungen aufwies. Doch, seit den neunziger Jahren ist der Salzstoffwechsel auch genetisch aufgeklärt. Nur etwa 50% der Bluthochdruckpatienten reagieren empfindlich auf Salz aufgrund ihrer genetischen Disposition. Der Rest der Bevölkerung reagieren nicht auf hohe Salzkonzentrationen. Die Angabe von Salz ist daher nur bedingt sinnvoll.

Gesättigte Fettsäuren werden mit verantwortlich für die Bildung von Arterienverkalkung (Arteriosklerose) und damit Folgeerkrankungen, wie Herzinfarkt gemacht. Sie steigern den Cholesterinspiegel. Warum Cholesterin selbst nicht angegeben wird, ist nicht nachzuvollziehen.

Wichtig ist: Der Hersteller legt die **Portionsgröße** fest. Diese wird meist zu niedrig angesetzt, damit der Energiegehalt niedrig ist. Kartoffelchips haben so eine Portionsgröße von 20 g. Eine 200-g-Tüte sollte also für 10 Portionen reichen. Bei Keksen und anderen Nahrungsmitteln, die einzeln gegessen werden können, wie zum Beispiel Pralinen hat sich die Angabe pro Stück durchgesetzt, auch wenn diese nicht den Verkehrsgewohnheiten entspricht (wer isst nur einen Keks?). In der Praxis sind die GDA-Angaben durch die frei festgelegte Portionsgröße eher verwirrend. Im Normalfall müssen die Angaben pro 100 g auf der Rückseite zusätzlich durchgelesen werden, um den wahren Energiegehalt zu bestimmen. Von einem einfachen System kann also nicht die Rede sein. Stattdessen gibt es auf manchen Packungen bis zu drei Kästen mit Nährwertangaben.

Das Bundesverbraucherministerium, das schon in der Vergangenheit auf der Seite der Industrie stand, hat sich der Position der Lebensmittelwirtschaft vollständig angeschlossen. Seit Horst Seehofer dem Bundesministerium für Ernährung, Landwirtschaft und Verbraucherschutz vorsteht, hat sich die Gesetzgebung stark zugunsten der Industrie verschoben. Das Verbraucherinformationsgesetz zum Beispiel ist so gefasst, dass Firmen die Informationen zurückhalten können. Fünf Monate nach Inkrafttreten gab es zum Beispiel selbst beim Gammelfleischskandal noch keinerlei Informationen seitens des betroffenen Händlers. Die GDA-Kennzeichnung ist ein gutes Beispiel, wie zusätzliche (freiwillige) Angaben über die Lebensmittelkennzeichnung dem Verbraucher in der Praxis nicht nützen, sondern eher dazu geeignet sind, ihn zu täuschen.

Das Ampelsystem

In England gibt es ein einfacheres System, das bei uns von Foodwatch e.V. vorgeschlagen wird. Es ist das Ampel-System (Traffic Light Labelling/Signposting). Mit den Farben Rot, Gelb und Grün auf der Vorderseite wird signalisiert, ob ein Lebensmittel viel oder wenig Zucker, Salz, Fett und gesättigte Fettsäuren enthält. Die Farben sind leicht erkennbar und informieren mit einem Blick. Zusätzlich gibt es noch die Detailangaben auf der Rückseite. Der Verbraucher kann anhand der Farben auch leicht verschiedene Produkte, die nebeneinander im Regal stehen, vergleichen.

Die Lebensmittelwirtschaft hat sich vehement gegen diese Art der Kennzeichnung gewehrt und bezeichnete diese einfache Form der Kennzeichnung als „Diskriminierung". Es wäre auch so erkennbar, ob ein Produkt in seiner Zusammensetzung von anderen abweicht, zum Beispiel durch die Bewerbung als „Light" Produkt. Deutsche EU-Abgeordnete berichteten, sie hätten noch nie eine solch intensive Lobbytätigkeit seitens der Industrie beobachtet. Die GDA-Kennzeichnung arbeitet nicht mit Farben. Jeder muss sich die Angaben durchlesen, und zudem gibt es die Möglichkeit, über die Portionsgröße sich eine vorteilhafte Angabe zu verschaffen.

Die Ampel hat folgende Elemente:

Gekennzeichnet werden Fett, gesättigte Fettsäuren, Zucker und Salz, also vier Elemente, die auch die GDA-Kennzeichnung umfasst und die man als mitverursachend für Übergewicht oder ernährungsbedingte Krankheiten ansieht.

- Die Angabe ist, damit das Problem der selbst festgelegten Portionsgröße vom Tisch ist, immer pro 100 g bezogen.

- Es gibt einen Bereich für „grün", der signalisiert: Davon ist wenig enthalten, man kann viel von dem Lebensmittel essen.

- Ein weiterer Bereich für „gelb" ist gedacht für Lebensmittel, die man überlegt essen sollte.

- Ein roter Bereich für Lebensmittel mit einem hohen Gehalt soll dem Verbraucher sagen: Vorsicht, davon nicht zu viel essen.

- Da Getränke mehr Wasser enthalten, gibt es für Getränke eine eigene Festlegung.

Die Kriterien für die Ampel bei Lebensmitteln pro 100 g:

Inhaltsstoff	Grün (niedriger Gehalt)	Gelb (mittlerer Gehalt)	Rot (hoher Gehalt)
Fett	weniger als 3 g	zwischen 3 g und 20 g	mehr als 20 g
gesättigte Fettsäuren	weniger als 1,5 g	zwischen 1,5 g und 5 g	mehr als 5 g
Zucker	weniger als 5 g	zwischen 5 g und 12,5 g	mehr als 12,5 g
Salz	weniger als 0,3 g	zwischen 0,3 g und 1,5 g	mehr als 1,5 g

Und die Kriterien für die Ampel bei Getränken pro 100 ml:

Inhaltsstoff	Grün (niedriger Gehalt)	Gelb (mittlerer Gehalt)	Rot (hoher Gehalt)
Fett	weniger als 1,5 g	zwischen 1,5 g und 10 g	mehr als 10 g
gesättigte Fettsäuren	weniger als 0,75 g	zwischen 0,75 g und 2,5 g	mehr als 2,5 g
Zucker	weniger als 2,5 g	zwischen 2,5 g und 6,3 g	mehr als 6,3 g
Salz	weniger als 0,3 g	zwischen 0,3 g und 1,5 g	mehr als 1,5 g

Auch wenn es Verbraucherschutzverbände nicht gerne hören, sehen Experten sowohl die Ampelkennzeichnung wie auch GDA-Kennzeichnung kritisch. Das Hauptproblem beider Kennzeichnungen ist es, dass sie versuchen alle Lebensmittel über einen Kamm zu scheren und das muss eben scheitern, weil sie zu unterschiedlich sind.

Wir haben auf der einen Seite Gemüse, das sehr energiearm ist und auf der anderen Seite auch Limonade mit Süßstoffen. Beide würden nach der Ampelkennzeichnung eine grüne Kennzeichnung für Zucker erhalten. Sind Limonaden mit Süßstoff deswegen gesünder als Fruchtsaft, der eine gelbe Ampel für Zucker wegen des natürlich vorhandenen Fruchtzuckers bekommt? Ist eine Limonade gesünder als Gemüse? Mehr noch, die gelbe Ampel gilt für praktisch alle Obstsorten. Genauso erhalten natürliche, ernährungsphysiologisch wertvolle und empfohlene Lebensmittel wie Käse nicht nur eine, sondern drei rote Ampeln (für Fett, gesättigte Fettsäuren und Salz). Emmentaler ist daher genauso rot wie ein Schokoriegel (für Fett, gesättigte Fettsäuren und Zucker), trotzdem dürfte Käse erheblich gesünder sein. Fasst man übrigens die Kriterien für Fett und Zucker bei Getränken zusammen, so würde ein Getränk mit 10 g Fett und 6,3 g Zucker noch eine gelbe Ampel bekommen. Das sind immerhin 497 kJ pro 100 ml, mehr als Vollmilch an Energie, Fett und Zucker enthält. Es ist in etwa der Energiegehalt von Quark mit 30% Fett i.Tr.

Wir haben Nahrungsmittel, die fast nur aus Zucker bestehen (Marmelade), andere nur aus Fett (Öl, Butter, Margarine). Es ist unmöglich, alle Lebensmittel miteinander zu vergleichen, und eine Einteilung nach Gruppen (z. B. eine eigene Kennzeichnung für Käsesorten, eine für Wurst mit jeweils anderen Kriterien) ist nicht vorgesehen und würde auch verwirrend sein, wenn ein Lebensmittel dort grün erhält, in einer anderen Gruppe derselbe Nährstoffgehalt aber für Rot steht (so enthalten eben fast alle Käsesorten viel Fett und bedingt durch die Zusammensetzung des Milchfetts immer auch viele gesättigte Fettsäuren).

Nach Ansicht von Fachleuten ist die schon geregelte normale Nährwertkennzeichnung die bessere Lösung. Sie enthält zudem noch weitere wichtige Informationen wie über die anderen Nährstoffe (es fehlen bei der Ampel Eiweiß und Kohlenhydrate), wichtige erwünschte Stoffe (Ballaststoffe, Omega-3-Fettsäuren, mehrfach ungesättigte Fettsäuren) und Vitamine und Mineralstoffe sowie über Cholesterin. Besser wäre es, sie verpflichtend für alle Fertigverpackungen vorzuschreiben. Sie ist komplexer, aber Lebensmittel sind eben unterschiedlich. Der Vorteil wäre, dass es nur eine Kennzeichnung gibt und nicht deren drei (Nährwertkennzeichnung, GDA-Angaben und Ampelkennzeichnung). Wenn die anderen entfallen, hat man auch genügend Platz für die Nährwertkennzeichnung und kann sie leserlicher gestalten.

Untersuchungen zur Wirksamkeit der Ampel sind widersprüchlich. Wissenschaftliche Studien zeigen, dass nur etwa 9% aller Verbraucher sich Nährwertkennzeichnungen durchlesen, und die Ampel soll keine signifikante Veränderung des Verhaltens zur Folge haben. Fragt man dagegen Verbraucher nach ihrem persönlichen Eindruck, so geben sie in Befragungen die Antwort, die Ampel wäre leichter verständlich und würde sich auf ihre Kaufgewohnheiten auswirken.

Dieser Widerspruch ist für die Ernährungsforschung nicht neu. Fragt man Verbraucher nach dem, was sie essen und vergleicht dies mit Verzehrstudien, bei denen ermittelt wird, was sie tatsächlich gegessen haben, dann taucht derselbe Widerspruch auf. Verbraucher geben ihre Erinnerung wieder und die betont bestimmte Lebensmittel, andere werden verdrängt. Die Mengenangaben zum tatsächlichen Konsum sind daher sehr unterschiedlich.

Eine Folge der Einführung der Ampel sei, dass Hersteller dann beginnen ihre Rezepturen zu verändern, also darauf zu achten, dass sie gerade noch in die nächstniedrige re Rubrik kommen. Dies ist auch ohne positive Folgen für den Verbraucher möglich. So kann man Zucker durch Zuckeralkohole ersetzen. Sie gelten nicht als Zucker. Gerade der Zucker zeigt, wie undurchsichtig eigentlich die Ampelkennzeichnungen sein können, denn hier wird bei Getränken genau unterschieden, woher der Zucker stammt:

- Grün, wenn der **gesamte** Zucker weniger als 2,5 g/100 ml beträgt.

- Gelb, wenn der **gesamte** Zucker 2,5 g/100 ml übersteigt und der **zugesetzte** kleiner als 6,3 g/100 ml beträgt.

- Rot, wenn der **zugesetzte** Zucker 6,3 g/100 ml übersteigt.

Das heißt, es wird unterschieden zwischen natürlichem und zugesetztem Zucker. Jeder Obstsaft, der per Gesetz keinen Zuckerzusatz erfahren darf, landet so in der gelben Rubrik.

(Es gibt kein Obst, das so wenig Zucker enthält, dass es für Grün reichen würde). Aber praktisch alle Limonaden bekommen rot. Nun ist sicher Obstsaft gesünder, weil er auch Vitamine und Mineralstoffe enthält, doch nicht so arg gesund, als dass man davon viel trinken sollte. 540 ml Apfelsaft enthalten so viel Zucker wie die DGE für den gesamten Tag empfiehlt. Selbst Milch landet wegen des Milchzuckers in der gelben Kategorie. Es bedeutet auch, dass Traubensaft mit rund 16 g Zucker/100 ml gelb bekommt, handelsübliche Limonaden mit rund 8 g Zucker/100 ml dagegen rot. Also ist der eine Zucker „böse" und der andere „okay", obwohl doppelt so viel vorhanden ist. Das ist für jeden Ernährungsberater und Lebensmittelchemiker blanker Unsinn.

Geografische Angaben

Die Europäische Union steuert über ihre Verordnungen die Verbrauchergesetze der beteiligten Staaten. Sie kümmert sich aber auch um die Agrarproduktion. Schon seit 1992 gibt es die EU-Verordnung über geografische Angaben. Sinn dieser ist es, bestimmte Regionen und Produkte zu fördern, aber auch Qualität statt Quantität zu produzieren. Sie soll Produkten einen Vorteil schaffen, indem ihre Bezeichnung geschützt ist. Produkte mit einer besonderen Zusammensetzung, Herstellungsverfahren oder Herkunft aus einem geografisch eng begrenzten Gebiet werden besonders geschützt.

Bis 2006 bedeutete dies, dass eine Produktbezeichnung besonderen Schutz genießt. Produkte derselben Art (gleiche Herstellung, gleiche Grundstoffe), die nicht aus derselben Region stammen, dürfen sie nicht verwenden, ebenso wie Produkte ähnlicher Art aus derselben Region.

Das bekannteste Beispiel ist der Champagner. Er darf nur aus Weinen aus der Region Champagne im Flaschengärungsverfahren herstellt werden. Schaumweine aus anderen Regionen, die nach demselben Verfahren hergestellt werden, auch wenn dieselben Traubensorten und das gleiche Kelterungsverfahren eingesetzt werden, dürfen sich nicht Champagner nennen, sondern Schaumwein oder Sekt. In Deutschland ist die Bezeichnung „Frankfurter" für eine Brühwurst geschützt. Diese dürfen nur aus dem Frankfurter Wirtschaftsraum (rund um die Stadt Frankfurt) hergestellt werden. Würstchen derselben Art aus anderen Regionen heißen dann Wiener oder Saitenwürstchen.

Seit 2006 ist der Schutz geografischer Angaben noch verbessert worden. Es gibt nun noch zwei weitere Möglichkeiten einen Schutz zu erreichen. Das Erste ist eine geschützte Ursprungsbezeichnung. Wenn ein Produkt bestimmte Eigenschaften hat, aber die Herstellung nicht regional eingegrenzt werden kann, so kann dieser Schutz angestrebt werden. Das Zweite ist der Schutz eines traditionellen Produktes mit bestimmter Zusammensetzung oder Herstellung. Traditionell bedeutet: dass dieses Produkt in dieser Form seit mindestens 25 Jahren produziert wird. Derzeit gibt es noch kaum Produkte, die diesen Schutz anstreben.

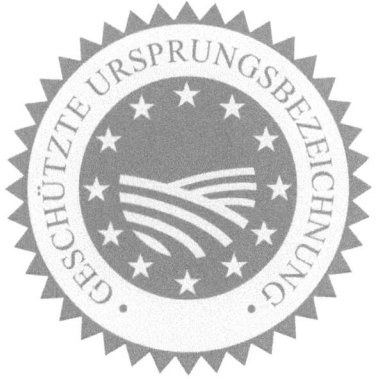

Abbildung 2: Siegel für eine Ursprungsbezeichnung (gU)

Das Verfahren für den Schutz ist sehr aufwendig. Zuerst muss eine Marke beim Patentamt beantragt werden. Dafür müssen die Spezifikationen formell festgelegt werden. Nach Erteilung des Schutzes durch ein Patentamt in der EU kann dann ein Antrag gestellt werden. Seit 2006 gibt es auch Symbole, mit denen ein Lebensmittel auf der Verpackung werben kann, und die geschützten Lebensmitteln vorbehalten sind. In der Strenge gibt es drei Abstufungen:

Die geschützte Ursprungsbezeichnung (g.U.)

Die komplette Erzeugung, Verarbeitung und Herstellung eines Produktes muss in einem bestimmten, geografisch abgegrenzten Gebiet erfolgen. Dies sind die höchsten Anforderungen: So kann zum Beispiel Parma Schinken nur als solcher bezeichnet werden, wenn auch das Schneiden des Schinkens in Parma erfolgt.

Neben Parmaschinken gehören in diese Kategorie zahlreiche Käsesorten, wie Feta Käse, Allgäuer Emmentaler, aber auch zahlreiche Mineralwässer. Der Champagner ist das bekannteste Beispiel.

Geschützte geografische Angabe (g.g.A)

Bei der nächstniedrigeren Abstufung des Schutzes müssen nicht alle Herstellungs- und Verarbeitungsschritte in der Region durchgeführt werden, die deklariert wird. Es reicht, wenn eine der Stufen in dieser Gegend stattfindet. Im Extremfall reicht es also aus, wenn das Produkt in der Region verpackt wurde.

Zu dieser Gruppe gehören zum Beispiel Thüringer Rostbratwürste, Nürnberger Lebkuchen, Schwarzwälder Schinken und zahlreiche Biersorten, wie zum Beispiel Kölsch.

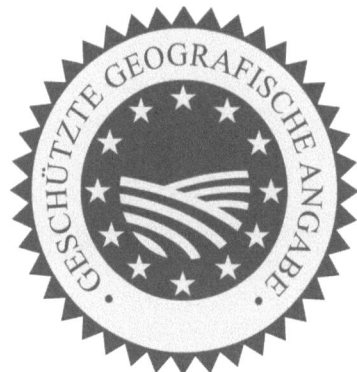

Abbildung 3: Siegel für eine geografische Angabe (ggA)

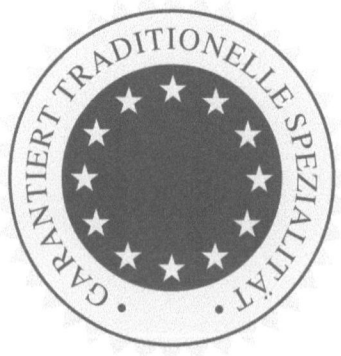

Abbildung 4: Siegel für eine Spezialität (gTs)

Garantiert traditionelle Spezialität (g.t.S)

Dies ist die niedrigste Schutzstufe, die derzeit von der EU geregelt ist.

Demnach muss das Lebensmittel nur nach einem traditionellen Verfahren hergestellt werden. Es gibt keinerlei Beziehung zu einem regionalen Ursprung. Da schon eine 25 Jahre alte Rezeptur als „traditionell" angesehen werden kann, dürfte die Anzahl der Produkte mit diesem Logo in der Zukunft noch ansteigen.

Ein weiterer Fallstrick liegt darin, dass es bei garantiert traditionellen Spezialitäten (gtS) zwei mögliche Bezeichnungen gibt. Es kann der Name selbst geschützt sein. Dann muss das Produkt den Spezifikationen entsprechen. Wenn der Name selbst nicht schützbar ist, weil es schon verschiedene Rezepturen gibt, so kann der Name um den Zusatz „**garantiert traditionelle Spezialität**" ergänzt werden.

Traditionelle Spezialitäten sind zum Beispiel Mozarella Käse, Serrano Schinken und Pizza Napoletana. Aber auch „Non Food" Erzeugnisse können sich damit schmücken, wie zum Beispiel echt kölnisch Wasser.

Nach Produktkategorien entfallen die meisten geschützten Produkte auf Fleisch und Fleischerzeugnisse, gefolgt von Obst, Gemüse und Getreide, Käse und Ölen. Nach EU Staaten gibt es die meisten Zulassungen für Italien, gefolgt von Frankreich, Spanien, Portugal und Griechenland. Deutschland liegt auf Platz sechs mit einem Fünftel der Zulassungen von Italien.

Von etwa 800 Zulassungen entfallen 417 auf geschützte Ursprungsbezeichnungen, 338 auf geschützte geografische Angaben und nur 16 auf die geschützten traditionellen Spezialitäten.

Kritik

Aufgrund der vielen zugelassen Produkte und der Tatsache, dass manche verwandte Produkte in dieses System passen und manche nicht, ist dieses System eher dazu geeignet die Verbraucher zu verwirren, anstatt aufzuklären.

Hierzu ein Beispiel: Prosciutto, luftgetrockneter Schinken aus Italien, ist nur teilweise geschützt. Prosciutto di Norcia hat eine geschützte geografische Angabe. Prosciutto di Carpegna, Prosciutto di Modena, Prosciutto di Parma, Prosciutto di S. Daniele, Prosciutto Toscano und Prosciutto Veneto Berico-Euganeo sind dagegen geschützte Ursprungsbezeichnungen. Andere Prosciutto Sorten sind derzeit noch nicht geschützt.

Produkte mit diesen geschützten Bezeichnungen lassen sich mit erheblich höherem Profit verkaufen. Das führt zu Blüten wie dem Lebensmitteltourismus. Da es bei geschützten geografischen Angaben reicht, dass eine Verarbeitungsstufe in der Region stattfindet, wird das Produkt in einer anderen Region hergestellt und dann in die Region transportiert, in welcher der letzte Schritt – das Portionieren und Verpacken – stattfindet. So fand der Autor schon Serraner Schinken, der in Italien aus italienischen Schweinen luftgetrocknet wurde und dann in Serrano (Spanien) verpackt wurde. Dieser Schinken ist 50% teurer als vergleichbarer Schinken ohne diese Auszeichnung im Regal daneben.

Für den Verbraucher ist es recht schwer zu beurteilen, ob eine geschützte Bezeichnung für ein Produkt steht, das einzigartig ist oder nicht. Dafür sind umfangreiche Kenntnisse in Lebensmittelchemie und Technologie notwendig. Champagner ist zum Beispiel ein einzigartiges Produkt, da selbst bei gleicher Rebsorte und Herstellung der Boden und die Lage großen Einfluss auf die Qualität und das Aroma des Weines haben. Die Frankfurter Würstchen dagegen haben nur eine bestimmte Herstellungsart. Brühwürste gleicher Qualität und demselben Geschmack können auch woanders hergestellt werden.

Biologisch erzeugte Lebensmittel

Seit 1992 ist von der EU geregelt, wie biologisch-ökologische Lebensmittel erzeugt werden sollen. Schon vorher gab es den ökologischen Anbau und Verbände mit eigenen, teilweise sehr strengen, Richtlinien.

Diese erste EU-Ökoverordnung forderte erheblich weniger als die nationalen Richtlinien von Demeter, Ökoland etc., weshalb in den ersten Jahren auch bei den Untersuchungen in den Untersuchungsämtern die Grundsätze des biologischen Anbaus wie absolute Rückstandsfreiheit gefordert wurden, wenn sich ein Lebensmittel „biologisch" nannte. Die EU-Verordnung forderte zwar den Verzicht auf Pflanzenschutzmittel, jedoch keine Rückstandsfreiheit. So konnten sich Landwirte auf „Verwehungen" vom Nachbargrundstück berufen, bei dem der Landwirt nicht ökologisch wirtschaftete. Ein weiteres Schlupfloch war, dass nach der ersten EU-Verordnung das Wort „ökologisch" im Zusammenhang mit dem Lebensmittel fallen musste, bei uns aber meist von „biologischem" Anbau gesprochen wurde.

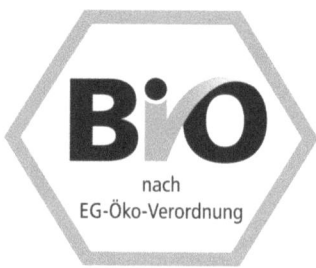

Abbildung 5: Deutsches EU-Ökosiegel

In weiteren Novellen der Verordnung wurde diese Nische geschlossen. Derzeit gilt die Basisverordnung EU 2007/834, die konsequent erweitert wurde. Seit 2001 gibt es ein EU-Biosiegel, das Produkte, die nach den Vorschriften der EU-Ökoverordnung angebaut werden, tragen dürfen. Seitdem gibt es über 42000 so gekennzeichnete Produkte. Die wesentlichen Anforderungen sind:

- Keine radioaktive Bestrahlung. (In Deutschland ist die Bestrahlung nur für Gewürze zulässig und diese müssen auch bei herkömmlichen Lebensmitteln als bestrahlt gekennzeichnet werden).

- Nicht durch gentechnisch veränderte Organismen erzeugt worden (dies ist für normale Lebensmittel erlaubt und erst ab einem Gehalt von 0.9% deklarierungspflichtig).

- Nicht mit chemischen Pflanzenbehandlungsmitteln versetzt (für herkömmliche Lebensmittel zugelassen, solange die Rückstände unter den gesetzlichen Grenzwerten liegen).

- Nicht mit leicht löslichen mineralischen Düngern angebaut worden (was immer noch den Einsatz von langfristig wirkenden Düngern wie Thomasmehl oder Gesteinsmehl zulässt).

- Bis zu 5% konventionelle Bestandteile dürfen enthalten sein (begrenzt auf eine Anlage, die Stoffe aufführt, die weltweit nicht in ausreichender Menge in Bio-Qualität verfügbar sind).

- Die Verwendung von Zusatzstoffen ist eingeschränkt. Es sind unter anderem Geschmacksverstärker, künstliche Aromen, Farbstoffe und Emulgatoren nicht erlaubt.

- Darüber hinaus gibt es Forderungen nach nachhaltiger Landwirtschaft wie Fruchtfolge, artgerechte Haltung oder der Verzicht auf Antibiotika. Doch diese sind nicht einklagbar.

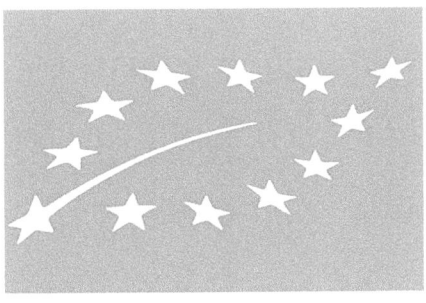

Abbildung 6: Neue Version des EU-Ökosiegels

Die wesentliche Kritik an der EU-Verordnung ist:

Der Begriff „Bio" ist sehr weit gefasst. Konventionelle Produkte sind noch zu 5% zulässig, ebenso viele Zusatzstoffe. Es wird keine Rückstandsfreiheit gefordert, was es schwer macht, einen Verstoß gegen die Verordnung zu beweisen, wenn nicht beim Bauern im Stall die Spritzmittel gefunden werden. Zahlreiche private Organisationen mit eigenen Kontrollen achten dagegen auf vollständige Rückstandsfreiheit. Dies ging so weit, dass Bauern ihre ganze Ernte unterpflügen mussten, nur weil das Saatgut gebeizt war – um Schimmelbildung zu verhindern – und nach Monaten diese Stoffe in kleinsten Mengen noch nachweisbar waren.

Die EU-Verordnung schreibt nicht vor, ob das Futter für Tiere von gentechnischen veränderten Pflanzen stammt, oder auch dieses biologisch erzeugt wurde.

Die Regelungen werden weiter verwässert. 2009 löste ein neues Siegel das alte EU-Siegel ab (Bild oben). Als Neuregelung dürfen nun bis 0.9% gentechnisch veränderte Bestandteile vorhanden sein – die gleiche Menge, bis zu der konventionelle Produkte ebenfalls nicht ausgezeichnet werden müssen. So es in dieser Beziehung keine Unterschiede mehr zwischen „Bio" und konventionell gibt. Selbst das Europaparlament fand diese Regelung unzureichend und plädierte auf einen Prozentsatz von unter 0.1%. Der damalige Verbraucherminister Seehofer setzte sich in der EU-Kommission durch und damit über Beschlüsse von Bundesrat, Bundestag und EU-Parlament weg.

Das EU-Siegel steht daher heute nicht für „echte" ökologische Produkte und nicht für eine nachhaltige Landwirtschaft mit artgerechter Tierhaltung. Auf der anderen Seite machte es „Bio" gesellschaftsfähig. Selbst in Discountern findet man nun ein reiches Angebot an Lebensmitteln, die mit dem EU-Biosiegel werben. Wer nicht in der Nähe einen Hofladen hat oder einen Bioladen (und das ist immer noch die Regel) der kann immerhin Produkte mit diesem Siegel kaufen. Sie erfüllen nicht die strengen Anforderungen von Verbänden wie Bioland, Demeter und Naturland. Aber es sind zumindest strengere Anforderungen als bei konventionellen Produkten und den Tieren geht es in der Mast auch besser. So haben sie mehr Platz und die Mastzeiten sind meist länger.

Lightprodukte

Eine Branche die boomt ist der Verkauf von sogenannten „Lightprodukte". Was genau man unter „light" oder auch „leicht", „Slim" etc. verstehen sollte, war lange Zeit nicht geregelt. Seit 2006 hat sie die EU auch diesen Produkten angenommen, sowie den Versprechen dass bestimmte Lebensmittel besonders gesund seien.

Seit 1.7.2007 gilt auch in Deutschland die EU-Verordnung 1924/2006. Diese regelt die Anforderungen an Produkte, die mit bestimmten Begriffen werben, die auf eine Reduzierung des Nährstoffgehaltes oder Energiegehaltes hindeuten. Die EU-Verordnung geht sehr weit und regelt sehr viele Angaben. Für Produkte, bei denen der Energiegehalt gegenüber vergleichbaren Produkten reduziert sein soll, sind folgende Begriffe und Definitionen wichtig:

Begriff	Definition
„energiearm"	Weniger als 40 kcal (160 kJ) pro 100 g Bei Getränken weniger als 20 kcal (80 kJ)
„energiereduziert"	Energiegehalt um 30% gegenüber einem vergleichbaren konventionellen Lebensmittel reduziert.
„energiefrei"	Weniger als 4 kcal (17 kJ) pro 100 g Lebensmittel
„fettarm"	Weniger als 3 g Fett/100 g Lebensmittel. Bei flüssigen Lebensmitteln gilt ein Grenzwert von 1,5 g Fett/100 ml. Teilentrahmte Milch darf allerdings bis zu 1,8 g Fett/100 ml aufweisen.
„fettfrei" / „ohne Fett"	Weniger als 0,5 g Fett/100 g.
„zuckerarm"	Weniger als 5 g Zucker/100 g, bei Flüssigkeiten weniger als 2,5 g/100 ml.
„zuckerfrei"	Weniger als 0,5 g Zucker/100 g
„ohne Zuckerzusatz"	Kein Zusatz von Zucker, Mono- und Disacchariden oder süßenden Lebensmitteln. Enthält das Produkt von Natur aus Zucker, so muss die Angabe durch den Hinweis „Enthält von Natur aus Zucker" ergänzt werden.
„leicht" oder „reduziert an"	Es ist angegeben, welcher Nährstoff reduziert ist, und dieser muss um mindestens 30% gegenüber einem konventionellen Produkt verringert sein.
„von Natur aus" oder „Natürlich"	Diese Angabe ist zu ergänzen, wenn das Lebensmittel ohne zusätzliche Maßnahmen die Bedingungen erfüllt.

Die EU-Verordnung geht noch weiter. Zusätzlich zu den oben geregelten Angaben müssen nun alle **gesundheitsbezogenen Aussagen**, die in der Werbung oder auf den Verpackungen benutzt werden, einer wissenschaftlichen Überprüfung unterzogen werden.

Die Regelung wurde unterschiedlich aufgenommen. Positiv wurde hervorgehoben, dass zahlreiche andere nährwertbezogene oder sogar gesundheitsbezogene Angaben wie „reich an...." oder „stärkt das Immunsystem" nun geregelt sind. Es muss ein Beweis für diese Aussage getroffen werden. Bis dies aber getan ist, dürfte noch viel Zeit vergehen, denn schon die erste Liste umfasste rund 700 Angaben. Die so genannte Health Claim Verordnung gilt als Schutz vor „Mogelpackungen", die mit nicht nachprüfbaren oder falschen Angaben werben. Immerhin: Als prominenteste Fälle wurde die Werbung für sogenannte probiotische Lebensmittel sowie die Aussage, das Vitamin C vor Erkältung schützt, einkassiert. Von 700 beantragten Werbeaussagen wurden nur 222 genehmigt.

Kritisiert wurde, dass die Anforderungen für Lightprodukte sehr einfach erreicht werden können, und trotzdem noch eine Irreführung möglich ist. So können **Fruchtsäfte** leicht mit dem Hinweis „ohne Zuckerzusatz" werben, denn es ist durch den hohen natürlichen Zuckergehalt kein Zusatz erforderlich. Da nützt auch die Angabe „**enthält von Natur aus Zucker**" nicht viel. Immerhin geht die EU-Verordnung weiter als die damalige deutsche Gesetzgebung, nach der ein Hersteller mit der Angabe „ohne Zuckerzusatz" werben konnte, wenn er anstatt Zucker süßende Sirupe verwandte, wie z. B. Glucose-Fructosesirup.

Das Hauptproblem bleiben die Angaben mit „leicht", „light" oder „reduziert". Es gibt zwei Möglichkeiten, ohne drastische Energiereduzierung damit zu werben. Denn darum geht es ja beim Abnehmen: Weniger Energie aufnehmen. Das eine ist, womit man sich vergleicht. Es gibt zahlreiche Lebensmittel, bei denen es größere Unterschiede im Energiegehalt gibt. Bei Wurst ist z. B. die Rezeptur in den letzten Jahrzehnten deutlich fettärmer geworden. Vergleicht man sein Produkt mit einer älteren Rezeptur, dann kann schon eine normale Wurst ohne Problem fett- oder energiereduziert sein. Auch bei Eis ist es leicht möglich, sich mit einem Produkt mit hohem Sahnegehalt oder viel Zucker zu vergleichen. Zudem wird Eis immer luftiger aufgeschlagen. Da bei Eis die Angabe volumenbezogen ist, ist es leicht, bei gleichem Energiegehalt pro Gramm einfach durch Unterschlagen von mehr Luft die Angabe pro Milliliter zu reduzieren. Niemand verkauft derzeit Luft so teuer wie Speiseeishersteller. Üblich ist heute, dass 50% des Volumens von portionierbarem Eis aus Luft bestehen.

Das zweite Problem liegt darin, dass es möglich ist, mit „leicht" zu werben, wenn ein Nährstoff reduziert wird, der nur unwesentlich zum Gesamtenergiegehalt beiträgt. Ein sehr typisches Beispiel ist der **Fruchtjoghurt**. Zahlreiche Hersteller werben hier mit Produkten, die „leicht" sind oder „30 % weniger Fett" enthalten, oder sogar „fettfrei" sind. Die Irreführung liegt darin, dass bei normalem Fruchtjoghurt durch den Zuckerzusatz in der Fruchtmischung Kohlenhydrate den größten Anteil an der Gesamtenergie aufweisen, wie folgender Vergleich zeigt:

Alle Angaben pro 100 g	Normaler Fruchtjoghurt	„Leichter" Fruchtjoghurt mit 0,2% Fett
Kohlenhydrate:	13,5 – 15,5 g	,9 – 16 g
Fett:	2,6 – 3,1 g	0,2 g
Eiweiß:	2,9 – 3,9 g	3,0 – 4,0 g
Energiegehalt:	391 – 420 kJ	298 – 352 kJ
Energiereduktion:	Keine	17 – 24 %

Bei normaler Milch macht das Fett tatsächlich einen guten Teil der Energie aus. Für Frucht-joghurt werden 10 g Zucker pro 100 g zugesetzt, und selbst wenn das Fett hier extrem reduziert wird (der Hersteller könnte sogar mit der Angabe „fettfrei" werben), so nimmt die Energie je nach Zuckergehalt nur um 17 bis 24% ab. Hinsichtlich der Energiereduktion ist dieses Produkt also nicht „leicht", obwohl der Fettgehalt um über 90% reduziert wurde.

Die Angabe ist eigentlich nur dann nicht irreführend, wenn ein Lebensmittel nur einen der drei Hauptnährstoffe in sehr hoher Konzentration enthält, die anderen beiden aber keine Rolle spielen. Solche Produkte sind z. B. Butter (besteht zu 82% aus Fett) oder Konfitüre (60% Zucker, der Rest vornehmlich Wasser). Nicht ganz die 30%, aber immerhin fast erhält man, wenn ein Nährstoff dominiert, wie dies z. B. bei Leberwurst der Fall ist (hier zwei Produkte eines Herstellers).

Alle Angaben pro 100 g	Normaler Kalbsleberwurst	Leberwurst „light" mit 30% weniger Fett
Kohlenhydrate:	2,2 g	2,2 g
Fett:	29,3 g	21,2 g
Eiweiß:	14,2 g	15.5 g
Energiegehalt:	1363 kJ (329 kcal)	1095 kJ (262 kcal)
Energiereduktion:	Keine	19,7%

Bei allen anderen Produkten ist es deutlich schwieriger. So sind „leichte" Kartoffelchips oder Erdnussflips, bei denen der Fettanteil um 30% reduziert wurde, durchaus nicht energiearm. Kartoffelchips bestehen zu 30% aus Fett und 46% aus Kohlenhydraten. Sie sind nicht nur wegen des Fettgehalts so energiereich, sondern auch weil beim Frittieren die Kartoffeln fast das gesamte Wasser verloren haben, also der Kohlenhydratanteil pro 100 g stark angestiegen ist. Da bei der Reduktion des Fettanteils der relative Kohlenhydratgehalt weiter ansteigt, enthalten „Light" Chips immer noch fast 2.000 kJ – gegenüber konventionellen Chips, die einen Energiegehalt von 2.300 kJ aufweisen, ist das Produkt also nur wenig energiereduziert. Als extremes Beispiel habe ich hier einmal „light" und normale Erdnussflips gegenübergestellt:

	Normale Erdnussflips	Fettreduzierte Erdnussflips
Energie	2.060 kJ (492 kcal)	1.895 kJ (474 kcal)
Eiweiß:	13,0 g	14,0 g
Kohlenhydrate:	54,0 g	59,0 g
Fett:	24,0 g	16,8 g (30% weniger)
Energiereduktion:	Keine	8%

Zwar wird auch Fett aufgenommen, es ist jedoch nicht viel, auch weil die Snacks vor dem Verpacken getrocknet werden. Der Verbraucher will ja keine fettigen Chips. Der Anteil an Fett, der ins Innere eindringt, ist aber gering. Bei den Erdnussflips sind es gerade mal 7% des Gewichts. Der Rest des Fetts steckte schon vorher in den Erdnüssen, die einen natürlichen Fettgehalt von etwa 48-50% aufweisen. So führt eine Reduktion des Fettgehalts um 30% nicht zu einer drastischen Energiereduktion, zumal dann der Gehalt an Eiweiß und Kohlenhydraten höher sein muss – es ist nicht möglich das Fett durch Wasser zur ersetzen, sonst wäre das Produkt nicht mehr haltbar und der Verbraucher wird weiche Flips wohl kaum akzeptieren. Als Preis für die Energiereduktion von 8% schmecken die Flips nicht mehr – sie wurden nun fettfrei geröstet, was sie trocken und geschmacklos macht.

Besonderes problematisch wird es bei Produkten ohne genau festgelegte Rezeptur. Ein Beispiel ist **Wurst**. Insgesamt ist die Wurst in den letzten Jahrzehnten fettärmer geworden. Die Menge an Magerfleisch und an Bauchspeck oder Bauchfleisch, also Fett, kann jeder Hersteller frei variieren. Darüber hinaus gibt es Wurstsorten, die durch einen hohen Magerfleischanteil schon immer energieärmer waren, wie z. B. Bierschinken. Hier kann nur wenig Energie eingespart werden. Bei einer Untersuchung von sieben verschiedenen Wurstsorten mit den „Light"-Produkten eines Herstellers ergab sich bei einer Fettreduktion von 30% nur eine Energiereduktion um 17%. Alleine deswegen würde man wohl nicht zu dem Produkt greifen, denn dann reicht es auch, einfach eine Scheibe weniger zu essen.

Davon unabhängig muss einem natürlich ein Produkt auch schmecken. Meine persönliche Erfahrung ist, dass es hier oftmals Defizite gibt. **Fettreduzierte Butter** verliert nicht nur an Geschmack, sondern auch an sensorischen Eigenschaften. Das weiche, angenehme Gefühl auf der Zunge fehlt. Wurst mit nur geringem Fettanteil schmeckt „sandig", weil das Fett auch die Eiweißteilchen umhüllt. Doch ist dies nicht generalisierbar. Ein Fruchtjoghurt, der mit Süßstoff anstatt Zucker hergestellt wurde, schmeckt genauso gut wie normaler Joghurt.

Bei zuckerreduzierter Marmelade ist eine maßvolle Reduktion des Zuckergehaltes sensorisch ebenfalls nicht auffällig.

Es ist in manchen Fällen möglich, den Zucker durch Süßstoffe mit hoher Süßkraft zu ersetzen (siehe S.112). Das ist möglich in **Getränken**, wo „light" dann auch wirklich zuckerfrei heißt und hier gleichbedeutend mit einer drastischen Energiereduktion ist. In vielen Produkten, in denen Zucker aber Bestandteil der Rezeptur ist, weil er „Masse" darstellt, ist das nicht möglich. Viele Kleingebäcke würden steinhart werden, wenn man Zucker einfach durch Süßstoff ersetzt. Wer einmal Schokolade mit hohem Kakaoanteil gekauft hat, weiß, dass diese erheblich fester und härter ist, als welche, bei der Zucker zugesetzt wurde. Auch zahlreiche Schokoriegel können ohne Zucker in der Masse nicht auskommen. Dasselbe gilt natürlich für Bonbons, die ja praktisch zu 90-99% aus Zucker bestehen.

In all diesen Produkten kann nicht einfach der Zucker ersatzlos gestrichen werden. Wenn diese Produkte mit „zuckerfrei" oder „light" werben, dann wurde Haushaltszucker durch **Zuckeraustauschstoffe** ersetzt. Nach dem Lebensmittelrecht werden unter „Zucker" nur Mono- und Disaccharide verstanden. Da Zuckeralkohole ebenfalls süß schmecken, ermöglicht diese Definition es einfach, Saccharose durch diese zu ersetzen, wie z. B. mit Maltitsirup oder Sorbit. Wenn die Süßkraft etwas geringer als beim normalen Zucker ist, was oft der Fall ist, dann wird dies ausgeglichen durch einen Zusatz eines synthetischen Süßstoffs. Das Produkt ist dann aber energetisch gleichwertig mit einem mit Zucker hergestellten, ja es gibt sogar Fälle, in denen es energiereicher ist.

Meistens macht die Werbung mit Lighprodukten aufgrund der Angaben über (reduzierte) Nährwerte auch eine Nährwertkennzeichnung (siehe S.22) nötig, sodass man sich selbst ein Urteil bilden kann.

Zusatzstoffe

In diesem Hauptteil geht es nun um die Zusatzstoffe. Nach einer Einführung, warum es Zusatzstoffe gibt und wie sie zugelassen werden, finden sie im Anschluss alle zugelassenen Zusatzstoffe nach Einsatzzweck geordnet. Lassen Sie mich das Kapitel über Zusatzstoffe mit einigen Aussagen beginnen, mit denen ich immer wieder konfrontiert werde:

- *„Zusatzstoffe sind künstlich und haben in Lebensmitteln nichts zu suchen"*

- *„Zusatzstoffe dienen dazu, Mängel zu kaschieren, wie mangelnder Geschmack durch Geschmacksverstärker oder zugesetzte Aromen"*

- *„Biologisch erzeugte Lebensmittel benötigen keine Zusatzstoffe".*

Dazu möchte ich einige Anmerkungen machen. Daher muss zunächst einmal „künstlich" definiert werden. Lebensmittelchemiker definieren einen Stoff als „künstlich", wenn er so oder einer ähnlichen Form nicht in der Natur vorkommt. In der Tat gibt es eine Reihe von synthetischen Zusatzstoffen, vor allem bei den Farbstoffen, da natürliche Farbstoffe sehr empfindlich gegenüber Oxidation, Licht und Säuren sind, oder mit Nahrungsbestandteilen reagieren können.

Die meisten Zusatzstoffe sind jedoch Stoffe, die in der Natur vorkommen, oder aus natürlichen Stoffen gebildet werden. Es wurde ihre technologische Funktion in Nahrungsmitteln erkannt und diese Naturbestandteile isoliert. Heute werden die Reinsubstanzen als Zusatzstoffe eingesetzt, das hat einige Vorteile. Bei einem Naturstoff ist die Prüfung auf Unbedenklichkeit einfacher. Es gibt schon Erfahrungen mit den Nahrungsmitteln, in denen er natürlicherweise vorkommt. Es ist abzuklären, ob dies auch bei anderen Mengen oder beim Einsatz in anderen Lebensmitteln gilt. Aber meist ist der Metabolismus des Stoffs bekannt, während dieser bei synthetischen Stoffen eventuell geklärt werden muss.

Eine größere Gruppe sind abgewandelte Naturstoffe, das sind Naturstoffe, die chemisch modifiziert sind, um eine bestimmte technologische Wirkung zu erzielen. Eine solche Modifikation ist die Umsetzung mit einem anderen Naturstoff. Im Körper werden diese dann in die Einzelbestandteile zerlegt, deren Stoffwechsel bekannt ist. In diesem Falle muss untersucht werden, ob der so veränderte Naturstoff unbedenklich ist und wie der Ausgangsstoff verstoffwechselt wird.

Zusatzstoffe müssen zwei Kriterien erfüllen: Sie müssen unbedenklich sein und technologisch notwendig. Die Prüfung auf **Unbedenklichkeit** wird bei der Feststellung des ADI-Werts erläutert.

Auch nach der Zulassung werden die Untersuchungen fortgeführt. So wurde beispielsweise die Propionsäure, eine einfache Säure, die natürlicherweise in Käse vorkommt, 1988 verboten als sehr große Mengen krebsartige Veränderungen bei Mäusen im Vormagen hervorriefen. Die Propionsäure wurde vor allem bei geschnittenem Brot zur Vermeidung der Schimmelbildung verwendet. Auch in der Fütterung von Tieren wurde sie eingesetzt. Dort machte sie bis zu 2% des Silagefutters aus. Bei den in den verwendeten Lebens- bzw. Futtermitteln vorkommenden Mengen wurde jedoch keinerlei Einfluss auf den Organismus festgestellt, sodass sie heute wieder zugelassen ist.

Nicht auszuschließen ist, dass es **allergische Reaktionen** gegen einen Zusatzstoff gibt. Allergene wirken schon bei kleinen Mengen und sind im Tierversuch nicht zu überprüfen. Vor allem aber ist nur ein kleiner Bruchteil der Bevölkerung empfindlich. Bei der Risiko-bewertung ist immer zu berücksichtigen, wie viele Personen empfindlich sind. In der BRD haben Millionen von Menschen eine Allergie gegen Hühnereiweiß, Äpfel, Möhren und Haselnüsse. Die Zahl der Personen, die gegen Zusatzstoffe (hier sind es vor allem Farbstoffe) allergisch sind, ist dagegen wesentlich geringer. Die Forderung, dass in Lebensmitteln überhaupt keine allergieauslösenden Bestandteile enthalten sein sollen, ist utopisch, denn das würde bedeuten, dass praktisch alle Lebensmittel vom Markt genommen werden müssten.

Das zweite Kriterium für die Zulassung neben der Unbedenklichkeit ist die **Notwendigkeit** des Einsatzes. Ein Zusatzstoff wird nur zugelassen, wenn er technologisch notwendig ist, das bedeutet sein Einsatz erst eine bestimmte Herstellung ermöglicht oder die Qualität des Lebensmittels entscheidend verbessert. Dies wird laufend überprüft und dem technischen Fortschritt angepasst.

Bei den Zusatzstoffen gibt es auch eine Reihe von Stoffen, die schon lange vor der Ein-führung des Lebensmittelrechts eingesetzt wurden. Diese haben Bestandsschutz wie zum Beispiel Nitritpökelsalz oder Rauch als Konservierungsmittel.

Wie schwierig dies ist, zeigt sich, wenn auf Zusatzstoffe verzichtet werden soll. Manchmal geht dies, indem ein Lebensmittelextrakt zugesetzt wird. Anstatt Lecithin wird Eigelb-Ex-trakt zugesetzt, welches Lecithin erhält. Doch oft ist ein Zusatzstoff nicht zu ersetzen. Lebensmittel, die bewusst auf Zusatzstoffe verzichten, wie „Bio"-Produkte unterscheiden sich dann in ihren Eigenschaften von konventionellen Lebensmitteln.

Die Zahl der Zusatzstoffe ist größer als die Anzahl der Wirkstoffe. Sehr viele Stoffe gibt es als Säure und den Salzen dieser Säure. So kommt man leicht auf drei bis vier E-Nummern, die technologisch gleich wirksam sind, sich jedoch in der Löslichkeit unterscheiden. Andere Modifikationen können unterschiedlich lange Kohlenwasserstoffketten sein, die bei

Emulgatoren zum Beispiel über die Fett/Wasserlöslichkeit entscheiden. In der Beschreibung sind die Salze zusammengefasst, da sie sich in der Wirkung nicht unterscheiden.

Abgrenzen muss man die Zusatzstoffe von zwei anderen Wirkstoffen, die der Verbraucher meist mit den Zusatzstoffen gleichsetzt: Aromen und Enzyme. Aromen haben zwar auch eine technologische Wirkung, sie beeinflussen schließlich den Geschmack. Aus historischen Gründen zählt man sie aber nicht zu den Zusatzstoffen. Es fehlt meist auch eine genaue Kennzeichnung des Aromas, denn diese ist nicht vom Lebensmittelrecht gefordert. Die früher übliche Unterscheidung zwischen natürlichem Aroma (früher aus einem Lebensmittel extrahiert, heute eher aus natürlichen Materialien die diese Stoffe auch enthalten), natur-identischem Aroma (die geschmacksgebende Substanz ist leicht chemisch synthetisierbar wie z. B. Vanillin) oder künstlichem Aroma (nicht in der Natur vorkommend wie z. B. Ethylvanillin oder zahlreiche niedere Ester die ähnlich wie Früchte riechen) ist heute über-holt, weil viele Aromen durch mikrobilogische Verfahren hergestellt werden.

Aromen können aber Zusatzstoffe enthalten, welche die Aromastoffe stabilisieren oder eine leichtere Verteilung im Lebensmittel ermöglichen. Solange diese Zusatzstoffe in der meist hohen Verdünnung im fertigen Lebensmittel keine technologische Wirkung mehr haben, müssen sie nicht deklariert werden.

Ebenfalls nicht deklariert werden müssen Enzyme und zugesetzte Stoffe, die wieder entfernt wurden. Enzyme, die immer mehr Verwendung finden, verändern ein Lebensmittel. Sie können Fleischstücke zu einem größeren Fleisch verbinden. Stärke abbauen oder verändern, sodass Brot besser aufgeht und nicht so schnell altbacken wird. Enzyme werden aber meist durch Hitze deaktiviert und sie müssen auch deaktiviert werden, sonst würden sie das Lebensmittel weiter verändern (meist zersetzen). Dann sind sie aber nichts anderes als de-naturierte Eiweiße und als diese weder analytisch nachweisbar noch wirksam. Für den End-verbraucher geht von Enzymen keine Gefahr aus. Die Enzyme in den Backmischungen werden aber für den Anstieg des Allergierisikos bei Bäckern verantwortlich gemacht, denn diese verabreiten den Teig zu einem Zeitpunkt, wo sie noch aktiv sind. Das Immunsystem reagiert auf die fremden aktiven Eiweiße und so könnte das Allergierisiko ansteigen.

Zugesetzte, nicht mehr aktive oder wieder entfernte Stoffe müssen ebenfalls nicht als Zu-satzstoffe deklariert werden. Dies orientiert sich an der technologischen Wirkung: Ein Stoff, der zugegeben und wieder entfernt wurde, ist nicht mehr wirksam, selbst wenn kleine Reste verbleiben. Das gilt auch für Stoffe, die sich bei der Herstellung zersetzen. Sie sind im fertigen Produkt nicht mehr wirksam. Zugesetzte und wieder entfernte Stoffe sind z. B. Klärhilfsmittel die Trübungen entfernen oder mit Metallsalzen reagieren und diese binden, so bei der Obstsaft- oder Weinherstellung. Bei der Herstellung zersetzte Stoffe, die nicht mehr technologisch wirksam sind, müssen auch nicht angegeben werden. Neben der technologischen Wirkung hat das auch den Aspekt, dass man viele der Stoffe die mit Lebensmittelbestandteilen reagieren, kaum noch nachweisen kann. Dazu gehört z. B. der Diacetylweinsäureester, den Backmischungen enthalten, er verhindert, dass der Teig an Metalloberflächen in Backstraßen kleben bleibt, und wird beim Backen in seine Bestandteile Weinsäure und Essigsäure gespalten. Es dürfen von diesen Reste verbleiben, solange sie nicht technologisch wirksam sind. Zu dieser Gruppe gehören auch Enzyme, die durch Hitze inaktiviert werden. Sie finden sich in Backmischungen, werden aber auch bei der Produktion eingesetzt z. B. um die Trübungen im Apfelsaft durch enzymatische Spaltung zu beseitigen.

In jedem Falle müssen diese nicht deklarierten Zusatzstoffe das gleiche Zulassungsverfahren wie die anderen durchlaufen und haben auch eine E-Nummer wie diese. Diacetylweinsäureester z. B. die E472e (S.99).

Diese Regelung gilt nicht, wenn es die technologische Eigenschaft des Stoffes ist, sich zu verändern. Das gilt für Antioxidantien, die mit Sauerstoff reagieren und dabei oxidiert werden, aber auch den Konservierungsstoff Dimethyldicarbonat (E242, S.70), der Fruchtsaftgetränken zugegeben wird und sich in Methanol und Kohlendioxid zersetzt.

Obwohl die meisten Verbraucher möglichst keine Zusatzstoffe in Lebensmitteln haben wollen, nimmt seit einigen Jahren der Umsatz mit dem Endverbraucher deutlich zu. Das bedeutet, Zusatzstoffe werden zunehmend nicht an die Industrie, sondern an Konsumenten verkauft und sie ein schlechtes Image haben. Wie ist dieser Widerspruch zu erklären? Er liegt zum einen an der Uninformiertheit der Verbraucher bzw. Käufer als auch in dem Trend zu gesunder Ernährung.

Die Medien haben sich dem Thema Ernährung angenommen und so „entdecken" Verbraucher nun auch Nahrungsmittelunverträglichkeiten, die sie vorher nicht kannten oder sie wollen bestimmte Lebensmittel mit negativem Image vermeiden. Zöliakie, also die Glutenunverträglichkeit kommt bei einem von 500 Erwachsenen in Deutschland vor. Seit die Werbung mit Selbstverständlichkeiten zugenommen hat und auch Lebensmittel mit „glutenfrei" beworben werden, die noch nie Gluten enthalten haben (Gluten ist ein Protein in bestimmten Getreidearten wie Weizen, Roggen) machen sich Leute Sorgen und essen „vorbeugend" glutenfrei oder nehmen an, dass ihre Darmbeschwerden von einer Glutenunverträglichkeit herrühren. So hat der Absatz von Stärkeersatzstoffen, wie Guarkernmehl (E 412) oder Johannisbrotkernmehl (E 410) deutlich zugenommen. Das liegt auch daran, dass man diese heute einfach übers Internet bestellen kann, während man sie vorher nur in wenigen Geschäften erwerben konnte. Die Dickungsmittel sollen Stärke ersetzen. Eigentlich enthält Stärke kein Gluten, es ist das reine Kohlenhydrat, doch der typische Verbraucher merkt sich nur wenige Zusammenhänge und er setzt eben Gluten mit Mehl gleich, in dem es auch vorkommt.

Da Zucker ein negatives Image hat, weichen Käufer auf Alternativen aus, die kein „klassischer" Zucker ist. So verkaufen sich Zuckeralkohole sehr gut. Man kann zudem bei ihnen damit werben, dass sie meist nicht kariös sind und den Insulinspiegel deutlich weniger stark beeinflussen. Den Käufern ist das einiges wert. So verkauft sich Xylit (E967) sehr gut, interessanterweise sogar als Bestandteil von „Low Carb" Diäten (es ist kein Kohlehydrat, aber im Körper wird es trotzdem wie ein Kohlenhydrat abgebaut – die Unterscheidung hat also nur etwas mit der chemischen Nomenklatur, nicht mit der Biochemie zu tun). Dabei kostet Xylit aufgrund der aufwendigen Gewinnung aus Holzfasern, die zuerst chemisch aufgespalten und dann hydriert werden, etwa 10 € pro Kilogramm, ist also zehnmal teurer als normaler Zucker.

Da Zusatzstoffe aber ein negatives Image haben, verkauft man sie meist unter alternativem Namen oder vermeidet zumindest die E-Nummer. Guarkernmehl wird dann als „Guarran" verkauft, die spanische Bezeichnung des Mehls. Johannisbrotkernmehl gern unter „Carob" oder Carrubin. Anstatt Xylit wird die Bezeichnung Holzzucker oder Birkenzucker verwendet.

Der ADI-Wert

Jeder neu zugelassene Zusatzstoff durchläuft toxikologische Untersuchungen an Mäusen und Ratten. Dabei wird das Futter mit sehr großen Mengen des Zusatzstoffes versetzt. Die Tiere werden untersucht, inwieweit sie auf den Zusatzstoff reagieren. Die Fütterungsmenge wird so lange verringert, bis die Menge gefunden wurde, die keinerlei Veränderungen über die Lebenszeit einer Ratte oder Maus verursacht. Mäuse und Ratten werden aus vielen Gründen eingesetzt. Nicht nur wegen der einfachen Haltung, sondern auch weil sie nicht alt werden. Untersuchungen über ihre Lebenszeit sind so in einem für menschliche Begriffe überschaubaren Zeitraum möglich.

Die Fütterungsmenge, bei der es keinen Unterschied zu einer Kontrollgruppe gibt, wird **NOEL-Wert** genannt. NOEL steht für **N**o **E**ffect **L**evel, also die Dosis, bei der die abweichenden Mäuse sich nicht von normal gefütterten Mäusen unterscheiden. Dieser Wert wird angegeben in Milligramm aufgenommener Zusatzstoff pro Kilogramm Körpergewicht und Tag.

Da Ratten und Mäuse sich vom Menschen in ihrer Physiologie unterscheiden, wird der NOEL-Wert durch einen Sicherheitsfaktor geteilt, daraus ergibt sich der **ADI-Wert**. (**A**cceptable **D**aily **I**ntake, also die Menge, die eine Person (lebenslang) jeden Tag zu sich nehmen kann, ohne dass es gesundheitliche Schäden gibt).

An dem ADI-Wert orientieren sich die Mengen eines Zusatzstoffs, die Lebensmitteln zugesetzt werden dürfen. Der Farbstoff E142 „Grün-S" hat beispielsweise einen ADI-Wert von

5 mg pro Kilogramm Körpergewicht. Er ist zugelassen für Süßwaren (maximal 200 mg/kg), Speiseeis und Desserts (maximal 150 mg/kg). Ein 70 kg schwerer Mann dürfte täglich maximal 350 mg (70 kg x 5 mg/kg) an Grün-S zu sich nehmen – lebenslang – ohne, das sich das auf die Gesundheit auswirken sollte. Bei 200 mg/kg sind dies 1.75 kg Süßwaren pro Tag und bei 150 mg/kg wären es sogar 2.3 kg Eis pro Tag.

Selbst wenn der ADI-Wert einmal überschritten wird, so ist dies noch kein Grund zur Sorge, denn er bezieht sich ja auf eine lebenslange Aufnahme. Trotzdem gibt es Kritik an dem Konzept: Erkenntnisse sollen sich nicht von Mäusen auf Menschen übertragen lassen. Es gibt auch Unterschiede zwischen Personen wie zum Beispiel eine unterschiedliche genetische Disposition oder das Alter. Weiterhin untersuchen die Wissenschaftler nur einen Zusatzstoff und nicht die Gesamtheit aller Zusatzstoffe oder Wechselwirkungen mit anderen Nahrungsbestandteilen. Einige Zusatzstoffe sind nur für bestimmte Lebensmittel zugelassen. Dann muss man abschätzen, wie viel von diesen Nahrungsmitteln verzehrt wird. Doch ist das Konsumverhalten von inhomogen. Nehmen wie die Borsäure und ihre Salze die Borate. Sie sind nur zur Konservierung von Kaviar und ähnlichen Produkten zugelassen. Der „Durchschnittsverbraucher" konsumiert diese sicher nur in kleinen Mengen, doch kann dies bei Teilen der Schicki-Micki-Gesellschaft anders sein.

Allerdings sind Mäuse und Ratten die einzigen Tiere, die über ihr ganzes Leben mit Zusatzstoffen gefüttert werden können. Ganz einfach deswegen, weil die Zulassung in einem absehbaren Zeitraum von einigen Jahren erfolgen soll und Mäuse nur zwei bis drei Jahre leben. Affen, als entwicklungsgeschichtlich dem Menschen näher stehende Organismen, dagegen über ein Jahrzehnt. Alle diese Unsicherheiten soll der hohe Sicherheitsfaktor von 100 ausgleichen.

Bisher kam es zu einigen Fällen, bei denen ein Effekt im Tierversuch beobachtet, wurde, aber nicht beim Menschen. Der Sicherheitsfaktor beträgt normalerweise 100. Er kann bei einem Verdacht angehoben werden oder, wenn es sich um einen natürlichen Stoff handelt, abgesenkt werden.

Würden Stoffe, die seit Jahrhunderten schon eingesetzt werden wie das Nitritpökelsalz, Salz oder das Räuchern heute neu zugelassen und würde die ADI-Bestimmung durchgeführt werden, so würden sie verboten werden. Salz als traditionelles Konservierungsmittel wäre technologisch wirkungslos, wenn die ungefährliche Dosis durch 100 geteilt wird. Diese Salzmenge würde nicht einmal ausreichen, um den täglichen Bedarf an Salz zu decken, das gleiche gilt für Zucker. Dies zeigt auch, dass die großen Gefahren heute nicht von Zusatzstoffen, sondern von der Ernährung selbst ausgehen.

Der ADI-Wert bezieht sich auf das allgemeine Kollektiv. Es ist kein Schutz gegen Über-empfindlichkeiten. Es ist bekannt, dass ein kleiner Teil der Bevölkerung auf Salicylate und davon abgeleitete chemische Substanzen mit pseudoallergischen Reaktionen reagiert. Anders als bei einer echten Allergie sind die Symptome bei einer Pseudoallergie konzentrationsabhängig, werden also um so stärker, je mehr man von dem Zusatzstoff auf-genommen hat. An der Symptomatik sind allerdings pseudoallergische Reaktionen nicht von echten Allergien zu unterscheiden. Wie groß der Anteil der Bevölkerung ist, ist noch in der Diskussion. Je nach Studie sollen es zwischen 0,01 und 0,23% der Bevölkerung sein. Weitaus mehr Allergien gibt es gegen Nahrungsmittel. 2-3% der Erwachsenen haben eine Allergie gegen Nahrungsmittel, ein weiteres Prozent reagiert mit pseudoallergischen Re-aktionen. Wie bei Allergien ist aber der Prozentsatz der betroffenen Kinder größer. Unter den Zusatzstoffen sind es vor allem Azofarbstoffe und Derivate der Benzoesäure bei den Konservierungsstoffen, die pseudoallergische Reaktionen verursachen.

Eigenschaften von Zusatzstoffen

Wenn sie im Internet nach Informationen über Zusatzstoffe suchen, dann finden sie An-gaben, ob ...

- Ob der Zusatzstoff synthetisch produziert wird oder aus natürlichen Bestandteilen extrahiert wurde.

- Ob er mittels gentechnisch veränderten Mikroorganismen hergestellt wird.

- Ob Allergien gegen den Zusatzstoff bekannt sind.

- Ob der Zusatzstoff in höheren Dosen immer noch unbedenklich ist.

Zuerst einmal zur Unterscheidung: synthetisch und Extraktion aus Naturstoffen. Es geht hier um technologisch notwendige Zusatzstoffe. Diese werden als reine Substanzen zugesetzt und für die Wirkung ist es egal, ob sie natürlichen Ursprungs sind oder synthetisch erzeugt wurden. Chemisch macht dies keinen Unterschied. Die meisten Zusatzstoffe werden zwar aus natürlichen Substanzen isoliert, aber dann oft chemisch modifiziert. Sinnvoller wäre es, anzugeben ob der Stoff so

- In der Natur so vorkommt (zum Beispiel L-Ascorbinsäure, Lecithin)

- In der Natur so nicht vorkommt, aber im Körper beim Abbau in Moleküle zerfällt, die es in der Natur gibt, und die vom Körper, wie diese abgebaut werden können, wie zum Bei-spiel die Ester von organischen Säuren mit Fettsäuren bei den Emulgatoren.

- Ein rein synthetischer Stoff ist (zum Beispiel die Gruppe der Azofarbstoffe).

Ob ein Stoff mittels transgener Mikroorganismen gewonnen wird, ist vielleicht wichtig, wenn Sie diese Technologie per se ablehnen. In der Praxis wird aber der Reinstoff vertrieben, der keinerlei Reste der Bakterien, die ihn produzierten, mehr enthält. Viele Stoffe werden heute so gewonnen, weil diese Methode einfacher ist als die natürliche Isolation, die oft nur Gemische oder geringe Mengen liefert.

Es gibt gegen viele Lebensmittel Allergien und genauso gegen Zusatzstoffe. Praktisch bei jedem Zusatzstoff muss daher geschrieben werden, dass er allergenes Potenzial hat. Ich halte es für wichtig die Zusatzstoffe zu kennzeichnen, bei denen das allergene Potenzial sehr ausgeprägt ist. Um das Risiko in Ziffern zu fassen: Etwa 30% der Bevölkerung haben eine Nahrungsunverträglichkeit (Enzymdefekte, Allergien, Beeinträchtigung der Verdauung, pseudoallergische Reaktionen). Nur wenige Prozent entfallen auf Allergien und pseudoallergische Reaktionen, dies sind die bei Zusatzstoffen am häufigsten beobachteten Beeinträchtigungen. Auf Zusatzstoffe entfallen aber je nach Untersuchung zwischen 0,01 und 0.23% aller Nahrungsunverträglichkeiten. Wesentlich häufiger sind Aromastoffe die Ursache. Sie sind für etwa 1% der Fälle verantwortlich. Die Hauptursache für Nahrungsunverträglichkeiten sind aber die Lebensmittel. Nach verschiedenen Untersuchungen machen in verschiedenen Ländern verschiedene Lebensmittel Probleme: interessanterweise meist die am häufigsten konsumierten. Das sind in Deutschland vor allem Milchprodukte (Lactoseintoleranz) und fructosehaltige Lebensmittel (von den natürlichen Nahrungsmitteln vor allem Früchte und Zucker).

Zuletzt zu den bekannten Veränderungen bei hohen Dosen. Auch diese sind von vielen Stoffen bekannt. Doch ist es ein Wunder? Bei vielen dieser Stoffe wird die hundertfache Menge des ADI-Werts an die Versuchstiere verfüttert. Das macht dann einen großen Anteil des Futters aus. Daraus ergeben sich logischerweise Effekte, vergleichbar denen, die beim Menschen bei einseitiger Ernährung auftreten. Sofern begründete Hinweise auf Effekte im Tierversuch bestehen, habe ich diese erwähnt. Die Empfehlungen für die Dosierung liegen aber weit unter den Mengen, bei denen diese Veränderungen auftreten.

Eine Ausnahme liegt vor, wenn eine Substanz im Verdacht steht, Krebs zu verursachen. Es gibt bei krebserregenden Substanzen keine ungefährliche Dosis, sondern nur die Wahrscheinlichkeit Krebs zu bekommen steigt an. Steht ein Stoff im Verdacht, Krebs zu verursachen, so wird er verboten, bis dies geklärt ist.

Die E-Nummern

Ich bekam einmal eine Mail, in der eine Frau eine Frage zur Ernährung hatte. Sie hatte mehrere Unverträglichkeiten gegenüber zahlreichen Nahrungsmitteln. Dabei fiel dann auch die Bemerkung „*Ich esse schon gar keine E-Nummern*". Das ist vielleicht ein extremes Beispiel. Doch die gängige Meinung, die ich von vielen Verbrauchern kenne, ist, dass E-Nummern für unnatürliche, synthetische, vielleicht sogar giftige Stoffe stehen. Auf jeden Fall etwas, was in „gesunden" Lebensmitteln nicht enthalten sein sollte.

Die E-Nummern entstanden in der EU, um Zusatzstoffe sprachenunabhängig zu kennzeichnen. Das „E" steht für **Europa** aber auch „edible", englisch für essbar, verzehrbar. Eine E-Nummer bekommt ein Stoff, sobald eine Firma eine Zulassung beim europäischen Amt für Lebensmittelsicherheit beantragt. Es gibt 305 zugelassene Stoffe, doch nicht alle E-Nummern sind in Deutschland gängig. Die Zahl ist zwar in den Augen vieler zu hoch, jedoch noch klein im Vergleich zu Ländern mit nicht so strenger Gesetzgebung. In den USA waren schon 1965 erheblich mehr, nämlich 1696 Zusatzstoffe zugelassen.

Im Wesentlichen ist es nur eine Methode, um Zusatzstoffe zu kennzeichnen. Daraus folgt, dass ein Lebensmittel in dem keine E-Nummern auftauchen, nicht unbedingt frei von Zusatzstoffen sein muss. Im Gegenteil: Sehr viele Hersteller meiden E-Nummern, weil sie deren schlechten Ruf bei der Allgemeinheit kennen. Umgekehrt steht eine E-Nummer zwar für einen Zusatzstoff, aber nicht automatisch für einen synthetischen Stoff. Zahlreiche Naturstoffe sind auch zugelassene Zusatzstoffe und haben eine E-Nummer, darunter sogar Vitamine wie Vitamin C (E300), Vitamin E (E306-9) oder Vitamin B_2 (E101).

Die E-Nummern waren einmal nach technologischer Wirkung geordnet, so finden sich alle Farbstoffe zwischen E100 und E180. Chemisch ähnliche Stoffe, wie zum Beispiel Verbindungen eines Stoffs mit verschiedenen Resten, finden sich bei ähnlichen Nummern. Diese Einteilung ist aber nicht durchgehend. Zum einen, weil es Stoffe mit mehreren technologischen Funktionen gibt. Zum anderen bedingt durch die Historie.

Die Zahl der zugelassenen Zusatzstoffe in der E-Nummernliste ist laufend angestiegen. Schuld daran ist, dass ein in einem EU-Mitgliedsstaat zugelassener Zusatzstoff in der E-Nummernliste aufgelistet sein muss. Gibt es begründete Zweifel an der gesundheitlichen Unbedenklichkeit (und eventuell gepaart mit einer fehlenden technologischen Notwendigkeit), so kann der Zusatzstoff auch in einzelnen Ländern nicht zugelassen werden. So ist der Farbstoff E129 in Dänemark, Belgien, Frankreich, Österreich, Schweden und der Schweiz nicht zugelassen. Weiterhin umfasst die E-Nummernliste auch technische Hilfsstoffe, also in der Regel nicht mehr im Endprodukt zu finden sind, sowie für Tierfutter zugelassene Stoffe.

Der Verbraucher ist daher in der Praxis mit vielen Zusatzstoffen nicht konfrontiert, da sie Deutschland nicht eingesetzt werden. Viele Zusatzstoffe finden sich in englischen Produkten. England besitzt ein weitaus „laxeres" Lebensmittelrecht als Deutschland.

Eine weitere Einschränkung besteht in der Zulassung. Viele Stoffe natürlichen Ursprungs sind allgemein zugelassen, andere nur für einige Produktgruppen oder – im Extremfall – für nur ein Produkt, wie zum Beispiel der Farbstoff E127 für das Färben von Kirschen.

Nationales Recht

Dreh- und Angelpunkt im nationalen Recht ist die „Verordnung über die Zulassung von Zusatzstoffen zu Lebensmitteln zu technologischen Zwecken", kurz ZZuLV. Sie legt fest, welche Zusatzstoffe in welchen Lebensmitteln zugelassen sind. Weiterhin legt es die Deklaration fest, also wie der Stoff im Zutatenverzeichnis benannt werden muss. Es muss nicht nur der Zusatzstoff genannt werden, sondern auch die Klasse also zum Beispiel „Farbstoff" oder „konserviert mit". Weiterhin werden Höchstmengen festgelegt, oder die Forderung aufgestellt, die Menge auf das Notwendige einzugrenzen (cum grano salis), was schwer nachzuprüfen ist.

Nicht deklarationspflichtig sind **technische Hilfsstoffe**. Ein Zusatzstoff ist nur ein Stoff, der auch im Produkt nachweisbar ist. Ein technischer Hilfsstoff ist dies nicht. Er wird bei der Produktion zugesetzt, dort jedoch verbraucht, chemisch umgesetzt oder wieder entfernt. Er ist im Produkt nicht mehr nachweisbar.

Stoffe, die zugesetzt und wieder entfernt werden, sind z. B. Aktivkohle (zum Entfernen von Farbstoffen), Gelatine (zum Entfernen von Trübungen bei Obstsäften) oder Tannin (zum Klären von Wein). Sie werden abfiltriert und befinden sich nicht mehr im Produkt. Viel häufiger werden Stoffe chemisch umgesetzt. So werden als Bleichmittel Wasserstoffperoxid, Natriumhypochlorid und Kaliumpermanganat eingesetzt. Wenn sie ihre Funktion erfüllt haben, wurden sie umgesetzt und im Lebensmittel findet man nur noch Wasser, Salz oder Braunstein, letzterer kann abfiltriert werden.

Auch Säuren oder Laugen werden umgesetzt. Säuren reagieren mit alkalischen Nahrungsmitteln und Laugen mit sauren Lebensmitteln. Sie sind, wenn sie nicht überdosiert werden, auch nicht nachweisbar. Das gilt auch für andere Zusatzstoffe, die vor allem in industriellen „Backmischungen", also Mehl mit Zusatzstoffen eingesetzt werden, wie die natürliche Aminosäure Cystein (vernetzt Kleberproteine und verbessert so die Backeigenschaften von Teigen, Diacetylweinsäureestern (bewirkt, dass der Teig beim Transport in Backstraßen nicht kleben bleibt) oder die dort zahllosen eingesetzten Enzyme, die beim Backen inaktiviert werden, also im Produkt nicht mehr nachweisbar sind. Sie sind jedoch nicht harm-los und werden für allergische Erkrankungen bei vielen Bäckern verantwortlich gemacht.

Sie finden im Folgenden alle bis Ende 2012 zugelassenen E-Nummern. Jeder Stoff wird nur einmal erwähnt. Da viele Stoffe mehrere Funktionen haben (Citrate sind zum Beispiel als Komplexbildner, Säuerungsmittel, Säureregulator, Schmelzsalz zugelassen) mussten viele Stoffe einer Klasse zugeordnet werden. In der Einleitung bei jeder Klasse finden sie noch einen Hinweis auf andere Stoffe, die ebenfalls zu dieser Klasse gehören, aber eine andere Hauptfunktion aufweisen.

Einige Zusatzstoffe sind nur für spezielle Lebensmittel zugelassen, die in England hergestellt werden. Bei Drucklegung des Buches ist offen, ob die Zulassung dieser Zusatzstoffe dann in de EU erlischt, wenn England austritt. Dies betrifft folgende Zusatzstoffe:

- Farbstoff Aluarot FC (E 129)

- Farbstoff Braun FL (E 154)

- Backtriebmittel Natriumaluminiumphosphat (E 541)

Farbstoffe

Farbstoffe umfassen die E-Nummern von E100 bis E180. Farbstoffe werden benötigt, um Lebensmittel zu färben, die selbst keine Eigenfarbe haben, (wie zum Beispiel Bonbons), oder um einen Farbverlust auszugleichen. Natürliche Farbstoffe sind empfindlich. Sie verblassen oder verändern ihre Farbe, wenn das Lebensmittel erhitzt wird, der pH-Wert sich ändert, oder Sauerstoff auf es einwirken kann. Viellicht haben sie das schon selbst erlebt: Wenn sie Rotkohl (bzw. je nach Region in der sie leben, heißt dieselbe Pflanze auch Blaukraut) zubereiten, dann kann er je nach Rezept seine Farbe verändern oder nicht. Rotkohl enthält Anthocyane, die im sauren Milieu rötlich sind, im alkalischen sind sie dagegen mehr bläulich-violett. Dasselbe Phänomen kennt man auch von anderen Pflanzen wie z. B. Heidelbeeren bei denen Flecken schnell vom Roten ins Blaue umschlagen. Das ist für Lebensmittel natürlich nicht erwünscht. Viele pflanzliche Farbstoffe sind nicht temperaturstabil und verlieren ihre Farbe, am ausgeprägtesten ist dies beim Chlorophyll, dem Blattgrün. So verlieren zahlreiche Gemüse, die man kocht, ihre Farbe und werden braun.

Farbe macht nicht nur Lebensmittel appetitlich, sie beeinflusst auch unser Geschmacksempfinden. Wir assoziieren mit einer bestimmten Farbe einen bestimmten Geschmack. Wenn sie einen roten Saft trinken, werden sie erwarten, dass er nach einer Frucht schmeckt, die rot ist wie z. B. Kirschen oder Himbeeren. Das ist vor allem wichtig, wenn es um künstliche Aromen geht, die das natürliche Aroma nur nachbilden aber selten erreichen. Wenn sie wollen, können sie mal selbst einen Test machen. Lassen sie sich von einer Person ein Bonbon, ein Getränk mit künstlichem Aroma oder einen Fruchtjoghurt geben, so, dass sie nicht sehen was sie probieren – sie werden Probleme haben, den Geschmack korrekt zu erkennen. Bei Bonbons ist es sehr schwer. Selbst bei natürlichen Säften hatten in Versuchsreihen, wo die Kabinen, in denen die Verkostung stattfand, mit grünem Licht bestrahlt wurden, sehr viele Teilnehmer Probleme den Saft korrekt zu identifizieren. Die Fehlerquote stieg noch an, wenn man das Licht wechselte, aber immer das einsetzte, das nicht zum Saft passte, z. B. rotes Licht zum Apfelsaft. Daran kann man erkennen, dass Farbstoffe sehr wichtig sind, wie wir Lebensmittel einstufen, ob appetitlich oder nicht, frisch oder alt.

Daher wurde frühzeitig nach synthetischen Farbstoffen gesucht, die diese Nachteile nicht aufweisen. Die ersten Azofarbstoffe, die eingesetzt wurden, waren jedoch krebserregend. Dies führte zu einer intensiven Forschung welche chemischen Strukturen harmlos und welche cancerogen sind und die heutigen synthetischen Farbstoffe sind toxikologisch sehr gut untersucht. Sie können vom Körper nicht metabolisiert (verstoffwechselt) werden.

Eine zweite große Gruppe sind Pigmente. Pigmente sind nicht wasser- oder fettlöslich. Es handelt sich in der Regel um färbende Mineralien oder andere anorganische Stoffe. Sie werden bei Lebensmitteln relativ selten eingesetzt, häufiger jedoch in Kosmetika, da Sie deckender sind, so in Cremes, Puder etc. Auch in Medikamenten findet man viele Pigmente als inerter Stoff um Volumen zu erhalten oder als Trennmittel. Einige weiße Pigmente werden auch als Trennmittel bei Lebensmittel eingesetzt, dann werden sie aber in diese Gruppe (siehe S.103) eingruppiert.

Immer häufiger eingesetzt werden natürliche Farbstoffe. Ihr Anwendungsbereich ist jedoch begrenzt und es steht nur ein Teil des Farbspektrums zur Verfügung: Gelb, Orange, Rot, Violett und Grün. Die E-Nummern unter 170 sind reserviert für lösliche Farbstoffe. Die E-Nummern von 170 bis 199 für Pigmente, also unlösliche Farbstoffe.

Um die Angabe eines Farbstoffs zu vermeiden, wird gerne mit Pflanzenextrakten gefärbt, da dann das Zutatenverzeichnis keine Deklarierung eines Farbstoffes erforderlich macht. Für biologische erzeugte Lebensmittel ist dies die einzige Möglichkeit zur Färbung.

Aufgrund der psychologischen Wirkung von Farbstoffen und der Tatsache, dass man mit ihnen leicht Lebensmittel besser aussehen lassen kann, als sie sind, gibt es Anwendungs-beschränkungen. Die meisten Farbstoffe sind nur für bestimmte Lebensmittelgruppen zu-gelassen. Das sind meist solche Lebensmittel, bei denen man eine Färbung erwartet. So dürfen künstliche Cocktails eingefärbt werden, nicht aber natürliche Säfte. Für zahlreiche Lebensmittel sind Farbstoffe verboten so z. B. für Brot und Kleingebäck (Brötchen). Das hat den einfachen Grund, dass wir anhand der Farbe eine Einstufung der Qualität treffen: Ein tiefroter Saft hat einen höheren Saftanteil als ein hellrotes Fruchtsaftgetränk. Ein dunkles, braunes Brot hat einen höheren Anteil an den äußeren Schalen des Korns, die dunkler ge-färbt sind, wurde also aus einem Mehl höherer Typenzahl oder sogar Vollkornmehl her-gestellt.

Hersteller umgehen daher gerne das Verbot, Farbstoffe einzusetzen. Der (leider heute immer noch) legale Weg ist der eine färbende Substanz zuzusetzen und diese als Zutat zu de-klarieren. Bei Brot z. B. Gerstenmal, Malzextrakt, Runkelrübenextrakt etc. Alle diese Zutaten sind braun und täuschen einen höheren Anteil Mehlen höherer Typenzahl vor. Bei ver-packtem Brot kann man das Zutatenverzeichnis lesen. Der Bäcker muss einem bei Nachfrage eine Liste der verwendeten Zutaten vorlegen. Erkennen kann man die Täuschung, wenn nur leicht eingefärbt wurde nicht. Nur, wenn der Bäcker das Einfärben übertreibt, dann ist die Fälschung zu erkennen: Dunkle Mehle ergeben meist keine gleichmäßige Färbung, sondern wegen der harten Schalenbestandteile ist sie ungleichmäßig. Zudem geht Vollkornmehl mehr in einen grau-braunen Farbton, während die zugesetzten Extrakte mehr ein gelbliches Braun ergeben. Man muss auch das Gesamtbild sehen, denn je höher der Ausmahlungsgrad ist, desto mehr leiden die Backeigenschaften – das Brot geht nicht so auf, wird fester und ist feuchter. Luftige Brote, die wie Weißbrot aussehen, nur dunkel sind, sind unter Garantie nachgefärbt.

Das Färben von Brot ist sehr häufig. Doch der Trick wird auch woanders angewandt. So hatte ich schon mal eine Lyonerwurst auf dem Teller, die zwar keine Paprikastückchen enthielt aber Paprikaextrakt – dadurch wird sie rötlicher und bei Wurst ist die rote Farbe ein Indiz für den Anteil an Magerfleisch, denn das zugesetzte Fett ist weiß. Bei Eis, das Früchte enthält, findet man immer häufiger den Zusatz von Rote-Beetesaftkonzentrat. Offiziell um die Farbveränderung der Früchte wie Erdbeeren oder Himbeeren durch Milch auszugleichen, doch natürlich wird so das Eis auch farbiger und das täuscht einen höheren Fruchtanteil vor.

Toxikologisch machen die meisten Farbstoffe wenige Probleme, auch weil die zugesetzten Mengen viel geringer sind als bei den meisten anderen Zusatzstoffen. Bekannt sind pseudoallergische Reaktionen gegenüber Azofarbstoffen. Diese drücken sich in Hautausschlägen und Schwellungen der Halsschleimhaut aus. Da Personen, die allergisch auf Salizylsäure und Benzoesäure reagieren, auch gegen Azofarbstoffe empfindlich sind, sollten Betroffene diese Farbstoffe meiden. Dieser Personenkreis hat dann meist auch eine Allergie gegen Aspirin und andere Schmerzmittel, die Acetylsalicylsäure enthalten. Ebenfalls betroffen können Asthmatiker sein.

Azofarbstoffe werden auch gerne zum Färben von Medikamenten eingesetzt. Lebensmittel, die Farbstoffe aus dieser Gruppe enthalten, müssen in Zukunft den folgenden Hinweis auf dem Etikett tragen: „**kann sich nachteilig auf die Aktivität und Konzentration von Kindern auswirken**". Dieser Warnhinweis ist vorgeschrieben für E102, E104, E110, E122, E124, E129. Von allen Azofarbstoffen sind die meisten pseudoallergischen Reaktionen bei Tatrazin bekannt.

E100: Kurkumin

Kurkumin ist der natürliche Farbstoff der Gelbwurz (Curcuma). Currypulver hat seine Farbe von diesem Farbstoff, der aus dem Wurzelstock der Gelbwurz oder durch gentechnisch veränderte Bakterien gewonnen wird. In der Küche wird oft Kurkumin anstatt des wesentlich teureren Safrans eingesetzt. Es ist jedoch weniger lichtecht und sein Farbton liegt mehr im Gelblichen anstatt im orangen Bereich. Kurkumin ist nur für wenige Lebensmittel zugelassen: für Margarine und andere Fette, Marmelade, nicht alkoholische Getränke, Wurst und Pasteten und für Currypulver

E101: Riboflavin

Riboflavin, auch Lactoflavin genannt, ist das Vitamin B_2, aber auch ein Farbstoff von gelber Farbe. Heute wird es meist synthetisch hergestellt oder mit genetisch veränderten Bakterien synthetisiert. Wird es als Vitamin zugesetzt, so muss es als Vitamin deklariert werden. Wird es dagegen zugesetzt, um einen gelben Farbton zu erreichen (die Farbe von Vanillepudding wird beispielsweise von dem Riboflavin verursacht), so muss es als Farbstoff angegeben werden. Es ist allgemein zugelassen und wird häufig in Cremespeisen, Eis, Desserts, Mayonnaise, Teigwaren und Getränken eingesetzt.

E102: Tatrazin

Tatrazin ist ein synthetischer Farbstoff aus der Gruppe der Azofarbstoffe. Er hat eine intensive zitronengelbe Farbe, ist lichtecht und säurebeständig. Er ist wasserlöslich und entfärbt sich nicht bei hohen Temperaturen. Aufgrund der leuchtenden Farbe wird er oft mit anderen Farbstoffen gemischt, um einen wärmeren Farbton zu gewinnen. Tatrazin ist nur für wenige Lebensmittel zugelassen: Brausepulver, aromatisierter Schmelzkäse, Fleisch und Fischersatzprodukte, gesalzene Knabberartikel aus Kartoffeln oder Getreide, Frucht und Schaumweine, Süßwaren und Nahrungsergänzungsmittel. Von allen Azofarbstoffen sind die meisten pseudoallergischen Reaktionen gegenüber Tatrazin bekannt.

E104: Chinolingelb

E104 ist ebenfalls ein synthetischer Farbstoff von grünlich-gelber Farbe. Er wird selten alleine benutzt, um Lebensmittel gelb zu färben. Vielmehr wird Chinolingelb mit Blau kombiniert, um Grüntöne zu erzeugen. Es ist kein Azofarbstoff, sondern eine Verbindung aus Chinolin und Phthalsäure. Trotzdem können Menschen mit Asthma allergische Reaktionen ausbilden. Daher muss auch hier der Warnhinweis „kann sich nachteilig auf die Aktivität und Konzentration von Kindern auswirken" angebracht werden. E104 ist zugelassen für Brausepulver, Schmelzkäse, Fleisch- und Fischersatzprodukte, Kuchen, Kekse, gefärbte Alkoholika, Süßwaren, Senf und Würzsoßen, Nahrungsergänzungsmittel, Marmelade und Knabbererzeugnisse.

E110 Gelborange-S

Wie E101 ist dies ein Azofarbstoff. E-110 hat eine gelborangefarbene Farbe. Wie bei E101 kann der Farbstoff allergisch wirken. Der Farbstoff ist gut wasserlöslich, temperaturstabil und auch im saurer Umgebung farbecht. Das Vitamin C entfärbt ihn jedoch. Er ist für die gleichen Produkte wie E104 zugelassen, zusätzlich auch für Speiseeis, Pudding, Desserts und Süßwaren.

E120: Echtes Karmin

Karminsäure oder Cochenille ist ein natürlicher Farbstoff, der aus befruchteten, getrockneten Weibchen der Scharlach-Schildlaus gewonnen wird. Er färbt abhängig vom pH-Wert der Lebensmittel mit einem leichten bis leuchtenden roten Farbton. Es ist ein sehr alter Farbstoff, der schon von den Azteken benutzt wurde. Der Farbstoff wird aus den Läusen extrahiert und ausgefällt. Er ist lichtecht und stabil gegen Hitze und Säuren.

Zugelassen ist E120 für die Überzüge von Käse und Wurst, Fruchtzubereitungen wie Marmelade, Frühstücksgetreide und Schaumweine. Er ist jedoch so teuer, dass er selten eingesetzt wird. Viel häufiger wird Karmin in roten Lippenstiften und als Pigment in der Malerei eingesetzt.

Wie bei den Azofarbstoffen besteht auch bei Karmin ein allergisches Potenzial. Anders als bei den Azofarbstoffen muss allerdings keine Warnmeldung auf Lebensmitteln angebracht werden.

E122 Azorubin

Ein weiterer Azofarbstoff ist das Azorubin, das chemisch eng mit E123 verwandt ist. Beide sind rote Farbstoffe, die auch in Kombination mit anderen Farbstoffen eingesetzt werden können, um violette und braune Farbtöne zu erzeugen. Azorubin kann als wasserlösliches Salz oder als Lacküberzug für Oberflächen eingesetzt werden. Zugelassen ist der Farbstoff für Lachsersatz, Nahrungsergänzungsmittel, Knabberartikel, Schmelzkäse, Fleisch- und Fischersatz, Getränke, Speiseeis, Pudding, Desserts, Fruchtzubereitungen, Süßwaren und Getränke alkoholischer und nicht alkoholischer Art.

E123 Amaranth

Dieser Azofarbstoff unterscheidet sich nur in einer chemischen Gruppe vom E123. Er weist dieselbe rote Farbe auf ist – anders als Azorubin – aber nicht säurestabil und verliert dann seine Farbe. Das allergene Potenzial ist höher als bei Azorubin. In den USA und Russland ist er nicht zugelassen, in der EU nur für zwei Produkte: Kaviar und Liköre. Wie bei allen Azofarbstoffen hat auch dieser ein allergenes Potenzial bei Personen, die empfindlich auf Salizylate reagieren.

E124: Cochenillerot A

Dieser synthetische Azofarbstoff hat einen ähnlichen Farbton wie das natürliche Karmin (E120). Er ist chemisch mit dem Azorubin verwandt und stabil gegenüber Säuren. Laugen bewirken aber eine Umfärbung von Rot in ein rot-braun. Er ist zugelassen für dieselben Lebensmittel wie E122, darüber hinaus auch für Senf und Gewürzsoßen. Neben dem von Azofarbstoffen bekannten Potenzial zu pseudoallergischen Reaktionen gab es auch die Vermutung der Farbstoff könnte Hautreizungen verursachen. Untersuchungen konnten dies jedoch nicht bestätigen.

E127: Erythrosin

Erythrosin ist ein stark jodhaltiger synthetischer Farbstoff, sein Einsatzzweck ist begrenzt. Zum einen ist er nicht lichtecht, zum anderen bildet sich in sauren Lösungen die Erythrosinsäure. Diese ist nicht mehr wasserlöslich. Weil E127 in Verdacht steht, durch den hohen Jodgehalt an der Entstehung des hyperkinetischen Syndroms bei Kindern beteiligt zu sein ist er nur für eine Klasse von Lebensmitteln zugelassen, bei dem sie fehlende Wasser-löslichkeit im sauren Milieu von Bedeutung ist: für die Färbung von Cocktailkirschen, Kaiserkirschen und kandierten Kirschen. Der Farbstoff ist der Einzige, der im sauren Milieu nicht von den Früchten in den Obstsaft übergeht und so die Kirschen leuchtend rot färbt.

E129: Allurarot AC

Allurarot ist ein Farbstoff, der in deutschen Produkten kaum eingesetzt wird. Er ist in England zugelassen worden und findet sich häufiger in Produkten aus Großbritannien. Der rot färbende Stoff kann wie andere Azofarbstoffe Allergien auslösen. Zugelassen ist E129 für folgende Produkte: britisches Frühstücksfleisch, Hackfleisch, aromatisierter Schmelzkäse, Brausepulver, Speiseeis, Pudding, Desserts, Kuchen, Kekse, gesalzene Knabberartikel, Süß-waren und Nahrungsergänzungsmittel.

E131: Patentblau V

Patentblau ist ein Triphenylmethanfarbstoff. Aufgrund des größeren Moleküls absorbiert er rotes Licht und leuchtet dadurch blau. E131 ist damit einer der wenigen blauen Farbstoffe. Im sauren Milieu schlägt die Farbe nach Grün um. Der Farbstoff ist wasserlöslich und kann auch in Lackform für Überzüge eingesetzt werden.

Anders als bei Azofarbstoffen sind keine Allergien gegen Patentblau bekannt. Oft wird es auch mit anderen Farbstoffen kombiniert um grüne, braune oder violette Farbtöne zu er-reichen.

Zugelassen ist E131 für die essbaren Überzüge von Käse und Wurst, Süßigkeiten, Kuchen, Kekse, Blätterteiggebäck, Speiseeis, Desserts und alkoholische Getränke.

E132 Indigotin

Indigotin ist verwandt mit dem Naturfarbstoff Indigo. Durch Oxidation des Indigofarbstoffs ist Indigotin oder Indigokarmin jedoch wasserlöslich. Indigo ist der Farbstoff der Bluejeans blau färbt. Indigotin hat eine ähnliche Farbe, jedoch mit einem leicht grünlicheren Blauton.

Fütterungsversuche bei Mäusen zeigten die Bildung krebserregender Nitrosamine in Gegenwart von Natriumnitrit. Entsprechende Beobachtungen am Menschen fehlen noch. Da Natriumnitrit vor allem zugelassen ist für Wurstwaren ist es unwahrscheinlich, dass es zu-sammen mit dem Indigotin aufgenommen wird, denn dieses ist nur für Süßwaren, Gebäck, Speiseeis und Desserts und Liköre zugelassen.

E133: Brilliantblau FCF

Wie Patentblau ist dies ein Triphenylmethanfarbstoff. Er teilt viele Eigenschaften mit E131: Er ist blau, wasserlöslich und stabil gegenüber Hitze und Licht. Wie bei Patentblau schlägt die Farbe im Sauren von Blau in Grün um. Der Farbstoff wird unmetabolisiert ausgeschieden und hat kein allergenes Potenzial. Er ist zugelassen für dieselben Lebensmittel wie E131. Meistens wird er genutzt, um Süßigkeiten zum Beispiel Bonbons oder Schokodrops zu färben. Auch zum Färben von alkoholischen Getränken wird er eingesetzt.

E140+E141 Chlorophylle

Chlorophyll ist der grüne Farbstoff in Pflanzen, der die Blätter grün färbt. Nach einer chemischen Umsetzung mit Natronlauge ist der Farbstoff wasserlöslich anstatt fettlöslich. E140 umfasst die Chlorophylle mit dem Magnesium-Zentralatom, so wie sie in der Natur vorkommen. Sie sind nicht stabil gegenüber Säuren und Hitze und färben sich dann braun. Je nach Pflanzenart und Vorbehandlung sind dies blaugrüne oder gelbgrüne Farbstoffe.

Die Stabilität der Chlorophyllkomplexe kann erhöht werden, indem sie mit Kupfersalzen reagieren, dabei wird das Magnesiumatom durch ein Kupferatom ersetzt. Die Kupferkomplexe der Chlorophylle haben die E-Nummer 141 und einen etwas anderen Farbton, der von Dunkelgrün über Blaugrün zu Blau-schwarz geht. Vor allem aber sind die Farbstoffe nicht so empfindlich gegenüber Hitze und Säuren. Chlorophylle sind für alle Lebensmittel zugelassen. Eingesetzt werden sie für Süßwaren, einigen Käsesorten, in Essig und Salzlage eingelegtem Gemüse, Konfitüren, Limonaden und Likören. Für Chlorophylle (140) gibt es keine Mengenbeschränkung. Für die Kupferkomplexe (E141) gibt es die Empfehlung die Menge auf das absolut Notwendige zu begrenzen, um eine zu hohe Kupferaufnahme zu verhindern.

E142: Grün S

Grün S ist ein weiterer Triphenylmethanfarbstoff. Er ist der Einzige zugelassene grüne Farbstoff, der hitzebeständig und säurebeständig ist. Allerdings ist er nur begrenzt lichtecht und kann durch Licht verblassen. Obgleich Grün S gesundheitlich unbedenklich ist, und nicht allergen wirkt, ist er nur für wenige Lebensmittel zugelassen: Süßwaren, Speiseeis und Desserts. Zumeist wird eine grüne Farbe durch Mischung eines blauen und eines gelben Farbstoffs erzeugt.

E150 Zuckerkulör

Zuckerkulör entsteht beim kontrollierten Erhitzen von Zucker oder Stärke auf 120 bis 150 Grad Celsius unter Einsatz von Reaktionsbeschleunigern. Es entstehen braune, bitter schmeckende und stechend riechende Verbindungen, die sich auch beim Braten von Fleisch (zum Beispiel mit Mehlpanade) bilden. Eingesetzt werden verschiedene Reaktionsbeschleuniger, welche verschiedene Untergruppen bilden (150 a-d).

Zuckerkulör ist allgemein zugelassen, mit Ausnahme von Lebensmitteln, bei denen durch die braune Farbe eine Täuschung erfolgen könnte, zum Beispiel bei Brot, bei dem mit

Zuckerkulör der Anschein eines Vollkornbrotes gegeben wird. Ein bekanntes mit Zuckerkulör gefärbtes Lebensmittel ist Cola. Auch Essig hat seine Farbe durch Zuckerkulör, weitere Einsatzgebiete sind Süßigkeiten, Bier, Whisky, in Essig eingelegtes Gemüse, Malzbrot, Frühstücksgetreide und britische Wurstwaren.

Zuckerkulör sollte nicht mit Karamell verwechselt werden. Er ist gesundheitlich unbedenklich. Bei Lebensmitteln, denen Zuckerkulör nicht zugesetzt werden darf oder um die Deklaration eines Zusatzstoffes zu vermeiden, ist der Zusatz von färbenden Lebensmitteln wie Malzextrakt oder Zuckerrübensirup üblich. Dies ist inzwischen eine gängige Methode um z. B. Brot das viel Weismehl enthält dunkel zu färben, damit es aussieht als enthalte es niedrig ausgemahlene Mehle und sei so ernährungsphysiologisch wertvoller.

E151: Brilliantschwarz FCF

Dieser Azofarbstoff hat eine tiefschwarze Farbe, die mit Zuckerkulör nicht erreicht werden kann. Dazu muss er aber mit einem gelben Farbstoff (E102 oder E110) kombiniert werden. Es gibt wie bei allen Azofarbstoffen die Gefahr von pseudoallergischen Reaktionen bei entsprechend veranlagten Personen. Es muss jedoch kein Warnhinweis angebracht werden. Zugelassen ist der Farbstoff für die Färbung von bestimmten Lebensmitteln: Süßwaren (Lakritze), Fischroggen und Fischroggenersatzprodukte (Kaviar) und Würzsoßen.

E153: Pflanzenkohle

Die Pflanzenkohle besteht aus 95% Kohlenstoff. Sie entsteht durch Verkohlen von Kokosschalen, Torf oder anderen pflanzlichen Stoffen. Die Kohle (vergleichbar Holzkohle) wird nachbehandelt, um lösliche Rückstände zu entfernen. Pflanzenkohle wird auch als medizinische Kohle zur Behandlung von Durchfallerkrankungen eingesetzt.

Pflanzenkohle ist nicht wasserlöslich und fällt eigentlich in die Gruppe der Pigmente. Sie ist für alle Lebensmittel ohne Höchstmengenbegrenzung zugelassen wird aber sehr selten eingesetzt, unter anderem in Käseumhüllungen, Morbier Käse und zur Färbung von Dragees.

E154: Braun FK

E-154 ist eine Mischung aus verschiedenen Azofarbstoffen. Sie ergeben zusammen einen braunen Farbton. Im Tierversuch zeigte sich eine Verfärbung bei Organen durch den Farbstoff. Er ist daher für deutsche Nahrungsmittel nicht zugelassen, jedoch in England. Er wird dort ausschließlich für die Färbung von Kippers, englischem Räucherhering, eingesetzt.

E155: Braun HT

Braun HT ist anders als Braun FK ein weitverbreiteter Azofarbstoff. Es ist auch eine einzelne Verbindung und keine Mischung. Wie bei anderen Azofarbstoffen gibt es gegen diesen Stoff Pseudoallergien. Ein Warnhinweis muss nicht angebracht werden. Beobachtet wurden auch

Ablagerungen des Farbstoffs in Nieren und Lymphgefäßen. Braun HT ist allgemein zugelassen, wird jedoch vor allem in Süßwaren, aber auch in Speiseeis, Kuchen und Soßen verwendet.

E160: Carotinoide

Die Farbstoffe E160 a-f sind chemisch eng verwandt. Sie gehören zu Gruppe der Carotinoide, sehr weit verbreiteten Pflanzenfarbstoffen von orangener bis roter Farbe. Es sind im Einzelnen:

- E160a: Carotin: Der Farbstoff der Möhre, gewonnen aus Möhren und Algen.

- E160b: Annetto: Eine Mischung von Carotinoiden, gewonnen aus den Schalen der Früchte des tropischen Baumes Bixia orellana.

- E160c: Capsanthin: Der rote Farbstoff der Paprikafrucht, gewonnen aus Paprikaextrakt.

- E160d: Lycopin: Der Farbstoff der Tomate, gewonnen aus Tomatenextrakt. Synthetisch hergestelltes Lycopin darf nicht eingesetzt werden, da toxikologische Untersuchungen fehlen.

- E160e/f: β-apo-8'-Carotinal und β-apo-8'-Carotinalester: Dies sind gelbe Farbstoffe, die natürlicherweise in Gras, Zitrusfrüchten und Gemüse vorkommen. Es werden jedoch die chemisch synthetisierten Farbstoffe eingesetzt.

Alle Carotinoide sind fettlösliche Farbstoffe, empfindlich gegenüber Licht und Hitze. Vitamin C (natürlich vorkommend, oder als Antioxidationsmittel E300 zugesetzt) wirkt stabilisierend.

Carotin und Capsanthin sind allgemein zugelassen, die anderen Carotinoide sind nur für bestimmte Lebensmittel zugelassen. Carotin und E160e/f sind Vorstufen des Vitamin-A. Von dem β-Carotin ist auch bekannt, das es bei Rauchern und bestehenden Herzerkrankungen das Risiko für Folgeerkrankungen des Herz-Kreislaufsystems noch erhöht – ob dies auch bei gesunden Personen auch so ist, ist noch nicht geklärt. Eingesetzt werden die Farbstoffe (von denen E160a am häufigsten verwendet wird) zur Färbung von Butter und Margarine, Käse und Mayonnaise, Frühstücksflocken, Speiseeis und Wurst. Färbende Lebensmittelextrakte müssen, solange der Farbstoffanteil nicht künstlich angereichert wurde, nicht als Zusatzstoffe angegeben werden.

E161: Xanthophylle

E161b Lutein und E161g Canthaxanthin gehören zur Gruppe der Xanthophylle, die wiederum eng verwandt mit den Carotinoiden sind. Canthaxanthin ist nur zur Färbung der französischen Wurstsorte „Saucisses de Strasbourg" zugelassen. Es kommt natürlich in Pfifferlingen und Krebsen vor, wird aber heute nur synthetisch erzeugt. Luteine sind nach den Carotinoiden die verbreitetsten gelben Farbstoffe im Pflanzenreich. Die orange Farbe der Eidotter wird durch Lutein gebildet. Gewonnen wird E161g aus Brennnesseln und Algen. Eingesetzt wird Canthaxanthin für Kuchen, Süßwaren, Soßen und alkoholische Getränke.

Beide Xanthophylle werden Tierfutter zugesetzt, z.B um eine gelbliche Färbung des Fleisches von Masthähnchen oder eine intensivere Farbe von Eierdottern zu erhalten. Es reichert sich im Fett an und wird so auch vom Menschen aufgenommen. Da Canthaxanthin in höheren Konzentrationen Sehstörungen verursachen kann, wurde die Menge in Futtermitteln stark abgesenkt.

E162: Betanin

Betanin ist der rote Farbstoff der Roten Beete oder Roten Rübe. Er hat eine rot-violette Farbe, ist aber sehr empfindlich gegenüber Licht und Hitze. Dies unterscheidet ihn von den Anthozyanen, die sehr lichtstabil sind und auch durch Hitze nicht entfärbt werden. Er wird durch Extraktion aus den roten Rüben gewonnen. Oft wird auch dieser Extrakt zugesetzt, anstelle des reinen Farbstoffs, um die Deklaration eines Farbstoffs zu vermeiden. Betanin ist allgemein zugelassen für Lebensmittel ohne Höchstmengenbeschränkung. Eingesetzt wird E162 in Frühstücksgetreideflocken, Speiseeis, Fruchtjoghurt und Desserts, Kaugummi, Suppen und Soßen.

E163: Anthocyane

Die Anthocyane sind eine große Gruppe von Farbstoffen aus Pflanzen, die zu den Flavoniden, sekundären Pflanzeninhaltsstoffen, gehören. Sie kommen in sehr vielen Pflanzen vor. Die meisten Rot- und Violetttöne von Blüten werden durch Anthocyane gebildet. Bei Lebensmitteln haben rote Trauben, Heidelbeeren, Kirschen, Rotkohl, Heidel- und Holunderbeeren ihre Farbe von den Anthozyanen.

Anthocyane sollen vorteilhafte Wirkung auf die menschliche Gesundheit haben und wirken antioxidativ. Technisch werden sie aus Schalen von roten Obstsorten, schwarzem Mais und Traubentrestern (Trester sind die Rückstände, die bei der Entsaftung anfallen) gewonnen.

Der Vorteil der Anthozyane ist, dass sie eine sehr breite Palette von Farbtönen liefern. Von einem tiefen rot, wie es von Kirschen bekannt ist, über Violetttöne wie bei Auberginen und Rotkohl bis hin zum reinen Blau wie bei Heidelbeeren. Dies ist abhängig von der chemischen

Struktur des Farbstoffs, aber auch vom pH-Wert. Dies ist bekannt von Rotkohl: Im sauren Milieu (wenn zum Beispiel Essig zugesetzt wird) ist er rot-violett und im alkalischen Milieu (Zugabe von Natron) ist er violett-blau.

Um die dem Verbraucher oft nicht bekannte, Bezeichnung „Farbstoff: Anthocyane" zu vermeiden, setzen Hersteller nicht die Farbstoffauszüge ein, sondern das färbende Lebensmittel direkt. Meist wird Traubenschalentrakt eingesetzt. Sofern der Gehalt an Anthozyanen im Extrakt nicht künstlich erhöht wurde, muss der Extrakt dann nicht als Farbstoff gekennzeichnet werden. Zugelassen sind Anthozyane für alle Lebensmittel ohne Höchstmengenbeschränkung. Eingesetzt werden sie vor allem in Frühstücksgetreideflocken, rot geändertem Käse, Konfitüren und Gelees, Gummibärchen und Getränken.

E170-E175 anorganische Pigmente

Eine Reihe von anorganischen Stoffen sind als Farbstoff zugelassen. Es handelt sich um unlösliche Stoffe, die vom Körper nicht aufgenommen werden. Pigmente werden bei Lebensmitteln selten eingesetzt und wenn, dann als Überzug oder zur Dekoration. Sehr viel öfters als in der Lebensmittelindustrie werden Pigmente für Arzneimittel verwendet, wo sie die Dragees oder Tabletten einfärben. Für Nahrungsergänzungsmittel in Drageeform sind Pigmente auch bei Lebensmitteln zugelassen, es sind im einzelnen:

E170: Calciumcarbonat

Calciumcarbonat ist fein gemahlener Kalk. Obwohl als Farbstoff eingeordnet, wird er in der Lebensmitteltechnologie häufiger eingesetzt, um das Verklumpen von fein geriebenem Käse zu verhindern (Trennmittel) er reguliert zudem den pH-Wert bei der Wein- und Mostherstellung. E170 ist Bestandteil von Backpulver und der Calciumanteil von Calciumtabletten zur Calciumanreicherung von Beikost für Kleinkinder besteht ebenfalls aus Kalziumkarbonat. Calcium ist ein essenzieller Mineralstoff und es gibt keine Höchstmengenbegrenzung für diesen Zusatzstoff. Als Farbstoff wird Calciumcarbonat für Dragees und Überzüge eingesetzt.

E171: Titandioxid

E171 ist ein leuchtend weißes Pigment, das vom Körper unverdaut wieder ausgeschieden wird. Es dient für das Färben von Dragees, Kaugummis und Überzüge. Viel häufiger wird Titandioxid in der Kosmetik eingesetzt, in Sonnencremes ist es zum Beispiel ein weitverbreiteter Lichtschutzfaktor.

E172 Eisenoxide

Eisenoxid ist ihnen wohl besser unter dem Namen Rost bekannt. Je nach Wassergehalt und chemischer Zusammensetzung sind Eisenoxide orange bis braunschwarze Farbstoffe, die synthetisch durch das Glühen von Eisen hergestellt werden, da natürliche Mineralien zu starke Farbschwankungen aufweisen. Sie werden vom Körper nicht aufgenommen und können auch nicht zur Eisenversorgung hinzugezählt werden. Zugelassen sind die Farbstoffe für Käserinden, Dragees, Überzüge und zur Behandlung von Oliven (schwärzt diese).

E173 Aluminium

Aluminium wird in Form eines fein gemahlenes Pulver oder als Metallfolien zur Dekoration eingesetzt. Wie Aluminiumfolie ist es von silberner Farbe. Aluminium wird im Normalfall nicht vom Körper aufgenommen. Werden Komplexbildner (zum Beispiel Fruchtsäuren aus Fruchtsäften oder Obst) in großer Menge aufgenommen, so kann auch Aluminium aufgenommen werden. Gesunde Menschen scheiden es dann über die Nieren wieder aus. Bei chronischem Nierenversagen ist dies nicht möglich und das Metall kann sich im Körper anreichern. Für Lebensmittel ist es nur zur Dekoration von Kuchen und Keksen und für die Überzüge von Lakritzwaren zugelassen.

E174: Silber

Silber ist als reines Metall zwar völlig neutral – es wird nicht vom Körper aufgenommen – jedoch auch sehr teuer, daher wird es kaum eingesetzt. Zugelassen ist es für den Überzug von Süßwaren, Verzierung von Pralinen und für Liköre. Vergiftungen sind nur bei der Aufnahme von mehreren Gramm in feiner Verteilung möglich, dies ist über Lebensmittel nicht möglich.

E175: Gold

Was für Silber gilt, gilt für Gold erst recht. Es ist 20-mal teurer als Silber und wird kaum eingesetzt, außer für Blattgoldfolien in Edelrestaurants oder Danziger Goldwasser. Zugelassen ist es für den Überzug von Süßwaren, Verzierung von Pralinen und für Liköre. Gold wird unverändert vom Körper ausgeschieden.

E180: Litholrubin BK

Ebenfalls zur Gruppe der Pigmente gehört Litholrubin. Der rote, wasser- und fettunlösliche Azofarbstoff ist ausschließlich für die Färbung von Käserinde zugelassen. Wie bei allen Azofarbstoffen gibt es auch bei Litholrubin BK das Risiko von pseudoallergischen Reaktionen.

Konservierungsstoffe

Konservierungsstoffe sollen das Wachstum von Mikroorganismen hemmen oder sie abtöten. Viele Stoffe sind dazu geeignet auch Stoffe, die anderen Gruppen zugeordnet sind. So senken Säuren den pH-Wert ab, was vor allem Bakterien am Wachstum hindert. Schwefeldioxid ist ein effektives Antioxidant, wird aber auch zum Schwefeln von Fässern eingesetzt, weil es antimikrobiell wirkt. Nach der ZZULV werden Konservierungsstoffe bei E200 bis E290 eingruppiert. Eine Ausnahme ist das Lysozym, das die Nummer 1105 hat.

In den Medien wird meist nicht zwischen einem konservierend wirkenden Stoff und der Klasse der Konservierungsstoffe unterschieden. Letztere sind Stoffe, die für Bakterien oder Pilze giftig sind oder zumindest hemmend wirken. Das geschieht meist dadurch, dass sie in Stoffwechselkreisläufe eingreifen. Die Sorbinsäure greift bei Bakterien in den Kohlenhydratstoffwechsel ein und blockiert einen Schritt im Zitronensäurezyklus, einer elementaren Drehscheibe im Abbau von Fett und Kohlenhydraten, indem sie eine Verbindung mit dem Enzym Isocitrat-Dehydrogenase eingeht. Benzoesäure und ihre Verbindungen, die Parabene, blockieren den Abbau von Peroxiden in den Zellen, wodurch diese durch selbst gebildetes Wasserstoffperoxid abgetötet werden. Konservierungsstoffe wirken dadurch in kleinsten Mengen. Oxidationsmittel oder Reduktionsmittel wie Nitrit oder Schwefeldioxid verändern empfindliche Proteine und zerstören so nicht nur Mikroorganismen, sondern auch wertvolle Lebensmittelinhaltsstoffe wie Vitamine oder Aromen. Nitrit und Schwefeldioxid sind alte Konservierungsstoffe, die schon seit Jahrhunderten in Gebrauch sind, sie haben Bestandsschutz. Heute würde man Stoffe mit einer derartigen Wirkung nicht mehr neu zulassen.

Konservierend wirkende Stoffe verändern dagegen das Milieu. Bakterien brauchen reaktiv viel freies, nicht chemisch gebundenes, Wasser. Sie wachsen nur bei neutralem bis leicht saurem Milieu. Konservierend wirken daher Stoffe die Wasser binden, wie Salz oder Zucker oder den PH-Wert stark absenken wie organische Säuren, wie Zitronensäure oder Essigsäure. Da konservierend wirkende Stoffe praktisch die gesamte "Umwelt" vergiften, braucht man erheblich höhere Konzentrationen als wie bei dem Zusatz von Zusatzstoffen. Primär werden die konservierend wirkenden Stoffe aber nicht zur Konservierung zugesetzt. Zitronensäure soll einen frischen Sauergeschmack erzeugen und in Essig eingelegtes Gemüse soll dieses besondere Aroma von Essig annehmen. Daher sieht man diese Stoffe primär nicht als Konservierungsstoffe an.

Im Allgemeinen ist es einfacher Lebensmittel vor Bakterienbefall zu schützen als vor Pilzbefall. Pilze wachsen auch auf Lebensmitteln mit geringen Wassergehalt, wie Erdnüssen oder Getreide. Sie kommen auch mit einem niedrigem pH-Wert klar und können selbst in reinem Essig wachsen. Die meisten Konservierungsstoffe wirken gegen daher Bakterien.

Allerdings können Bakterien bei idealen Bedingungen sich auch viel schneller vermehren als Pilze.

Alle Konservierungsstoffe sind nur mengenbegrenzt zugelassen und nur für bestimmte Lebensmittel zugelassen, bei denen es nur wenige Alternativen zur Haltbarmachung gibt. Der Einsatz ist rückläufig, da von allen Zusatzstoffen Konservierungsstoffe das schlechteste Image haben. Vielleicht weil mancher meint, Konservierungsstoffe würden einen schon vorhanden mikrobiellen Befall vertuschen oder, weil „selbst gemachte" Nahru7ngsmittel keine Konservierungsstoffe notwendig haben. Allerdings werden selbst gemachte Lebensmittel wie z. B. ein selbst gemachter Eiersalat auch bald verzehrt und müssen nicht 4 Wochen haltbar sein.

Die Alternative zu Konservierungsstoffen ist die aseptische Produktion: Man versucht schon bei der Produktion zu verhindern, dass Bakterien mit dem Lebensmittel in Kontakt kommen, z.B. indem man das Produkt bis zur Verpackung immer in geschlossenen Leitungen transportiert und die Eingangstoffe pasteurisiert um vorhandene Bakterien abzutöten. Ist das Produkt aber einmal geöffnet, so muss es dann auch schneller verzehrt werden.

Konservierungsstoffe sind nur für Produkte zugelassen die mikobiell problematisch sind wie z.B. Feinkostsalate: Sie bestehen aus einer Öl-in-Wasser-Emulsion, wodurch sich ein idealer Nährboden für Bakterien, und eine große Oberfläche ergibt. Die starke Vergrößerung der Oberfläche und der fehlende Schutz durch eine Krume ist auch der Grund, warum Schnittbrot, anders als ungeschnittenes Brot, konserviert werden darf. Die meisten Lebensmittel, für die Konservierungsstoffe zugelassen sind, sind leicht verderblich und / oder haben eine große Oberfläche mithin ideale Besatzbedingungen für Bakterien oder Pilze.

Der schlechte Ruf von Konservierungsstoffen wird oft ausgenutzt, indem ein Produkt "**ohne Konservierungsstoffe**" beworben wird. Wenn für das Lebensmittel aber gar kein Konservierungsstoff zugelassen ist, so muss dies um den Satz „**laut Lebensmittelgeset**z" ergänzt werden, sonst handelt es sich um eine Täuschung.

E200-E203: Sorbinsäure und ihre Salze

Die Sorbinsäure kommt natürlicherweise in der Eberesche vor. Aufgrund der langen Haltbarkeit der Früchte wurde die Sorbinsäure als Konservierungsstoff entdeckt. Sorbinsäure hemmt nur das Wachstum von Hefen, Schimmelpilzen und einigen Bakterien, sie tötet aber keine Mikroorganismen ab. Sie löst sich gleich gut in Wasser und Fett und ist besonders gut im sauren Milieu wirksam. Sie kann daher vielseitig eingesetzt werden, vor allem bei Nahrungsmitteln, die vorher erhitzt wurden, um die Keimzahl zu reduzieren. Sie kann mit Benzoesäure kombiniert werden, und ergänzt diese, wobei es dann einen gemeinsamen Grenzwert gibt. Sorbinsäure wird im Fettstoffwechsel abgebaut und ist geschmacksneutal.

Eingesetzt wird die Sorbinsäure für Trockenfrüchte, Konfitüre, abgepackten geriebenen Käse und Schmelzkäse, Brot- und Backwaren, Margarine, Fleisch- und Fischprodukte. Am häufigsten findet man sie in verpacktem Brot und Backwaren, um die Schimmelbildung zu reduzieren. Zugelassen ist auch unter E202 das Kaliumsalz und unter E203 das Calciumsalz der Sorbinsäure.

E210-E213 Benzoesäure und ihre Salze

Die Benzoesäure kommt natürlicherweise in Heidelbeeren und Preiselbeeren vor. Sie hemmt die Aktivität einiger Schlüsselenzyme und wirkt vor allem gegen Hefen und Schimmel, fast nicht gegen Bakterien. Wirksam ist nur die freie Säure, auch wenn unter E211-E213 das Kalium-, Natrium- und Calciumsalz der Benzoesäure zugelassen sind. Die freie Säure entsteht aus den Salzen bei niedrigem pH-Wert unter 4,5. Die Salze werden daher bei stark sauren Lebensmitteln eingesetzt, oftmals in Kombination mit Sulfiten. Je mehr Säure ein Lebensmittel enthält, desto stärker wirkt die Benzoesäure. Die Benzoesäure ist schlecht wasserlöslich, auch aus diesem Grunde setzt man oft die Salze ein.

Zugelassen ist Benzoesäure für alkoholfreies Bier, zuckerreduzierte Konfitüre, Oliven, Aspik und Eiermalfarben. Benzoesäure fällt in größeren Mengen geschmacklich durch einen kratzigen Geschmack auf. Bei dauerhaftem Verzehr größerer Mengen wurden Beschwerden bei der Verdauung, wie zum Beispiel Krämpfe, beobachtet. Aufgrund der chemischen Ähnlichkeit zur Salizylsäure sollten Personen mit Allergien gegen die Salizylsäure auch die Benzoesäure meiden.

E214-E219: PHB Ester

Die Ester der para-Hydroxibenzoesäure (PHB) sind künstliche Konservierungsstoffe, die entwickelt wurden, nachdem der Wirkungsmechanismus der Benzoesäure bekannt war und nach einem Molekül gesucht wurde, welches die Enzyme noch besser blockiert.

PHB Ester (verschiedene Ester finden sich unter den Nummern 214 bis 219) sind anders als andere Konservierungsstoffe unabhängig vom pH-Wert einsetzbar. Sie sind zudem je nach Restgruppe auch gut fettlöslich.

Aufgrund ihres stark phenolischen Eigengeschmackes (ähnlich dem von Aspirin, das ihnen strukturell ähnelt) sind die Einsatzgebiete aber beschränkt. Eingesetzt werden sie für getrocknete Fleischwaren, Knabbererzeugnisse, Süßwaren, Soßen und vor allem Feinkostsalate. Wie bei der Benzoesäure sollten Personen mit einer Salizylsäure-Allergie auch PHB Ester meiden.

PHB-Ester heißen umgangssprachlich auch Parabene und sind durch ihre bessere Fettlöslichkeit vor allem in der Kosmetik verarbeitet um Cremes oder Lotion zu konservieren. Hier spielt ihr auffälliger Geschmack keine Rolle und Kosmetikprodukte müssen noch länger als Lebensmittel haltbar sein.

E220-E228: Sulfite und Disulfite

Wird Schwefel verbrannt, so entsteht Schwefeldioxid, ein giftiges Gas. Es blockiert Enzyme und verhindert so die enzymatische Bräunung von Obst, verhindert aber auch den Abbau von Farbstoffen, Vitaminen und Aromen. Durch die Blockierung von Enzymen wirkt es antibakteriell und wird in der Kelterei zum Reinigen und Desinfizieren von Fässern eingesetzt.

Allerdings erhalten Produkte bei größeren Mengen auch einen charakteristischen Eigengeschmack, der ins schwefelige geht und das Vitamin B$_1$ wird zerstört. Verboten ist daher sein Einsatz in thiaminreichen Nahrungsmitteln wie Getreideprodukten, Milcherzeugnisse, Fleischwaren, Fruchtsäfte und Bier.

Zugelassen ist Schwefeldioxid als Gas oder die Salze der schwefeligen Säure, die beim Einleiten des Gases in Wasser entsteht. Technologisch wirksam ist in beiden Fällen das Schwefeldioxid. Es sind folgende E-Nummern:

- E 220: Schwefeldioxid
- E 221: Natriumsulfit
- E 222: Natriumhydrogensulfit
- E 226: Calciumsulfit
- E 227: Calciumhydrogensulfit
- E 228: Kaliumhydrogensulfit

Aus zwei Molekülen des Natriumhydrogensulfits, eines der zugelassenen Salze, entsteht das Natriumdisulfid. Es zerfällt im Lebensmittel wieder in das Natriumhydrogensulfit und Schwefeldioxid und hat daher dieselbe technologische Funktion und Wirkung. Auch hier sind zwei Verbindungen zugelassen:

- E 223: Natriumdisulfit
- E 224: Kaliumdisulfit

Der Mensch kann die Giftwirkung bei den Konzentrationen die zugelassen sind durch enzymatische Oxidation aufheben. Ein größerer Bevölkerungskreis reagiert aber auf diesen Stoff mit gesundheitlichen Problemen: Kopfschmerzen, Durchfall und Erbrechen sind typische Symptome. Die unangenehme Wirkung wird durch Alkohol noch gesteigert, da beide Substanzen von denselben Enzymen abgebaut werden. Daher müssen schon kleine Mengen an Sulfit im Wein (ab 10 mg/l) angegeben werden.

Asthmatiker können auf Sulfite mit Astmaanfällen reagieren (Sulfatasthma), in seltenen Fällen gibt es auch pseudoallergische Reaktionen. Sulfite werden oft als Antioxidans bei der Verarbeitung von Lebensmitteln in kleinen Mengen eingesetzt, um die Bräunung zu verhindern, zum Beispiel bei Kartoffelprodukten. Die Rückstände im Produkt sind dann meistens gering. Problematischer für empfindliche Personen sind die Lebensmittel, bei denen Sulfite in größeren Mengen zur Konservierung zugesetzt werden. Diese sind:

- Getrocknete Früchte und Produkte, welche diese enthalten.
- Meerrettichmasse
- Gemüsefertiggerichte

In allen diesen Produkten ist eine gewünschte „Nebenwirkung" des Schwefeldioxids das sie das Braunwerden der Produkte verhindert. Getrocknete Produkte sind auch ohne Schwefeldioxid haltbar, doch ohne dessen Zusatz wären z. B. getrocknete Apfelscheiben braun.

Schwefeldioxid (E220) ist auch für biologisch erzeugte Lebensmittel nach der EU-Bioverordnung zugelassen. Dies steht in der Kritik, da die chemischen Veränderungen der Lebensmittel durch die Reaktion mit dem Schwefeldioxid nach Ansicht vieler Experten unvereinbar sind, mit dem Wunsch nach natürlichen, unbehandelten Lebensmitteln, wie sie mit dem Begriff „Bio" verbunden werden.

E231+E232: Orthophenylphenol

Dieser Konservierungsstoff ist sehr effektiv gegen Schimmel und Bakterien. Er ist jedoch eigentlich kein Konservierungsstoff mehr: Orthophenylphenol ist eines der wenigen Beispiele, bei dem ein Stoff aus der E-Nummernliste heraus fiel. Da mit ihm nur Zitrusfrüchte behandelt werden, und dabei auch der nicht umgesetzte Stoff mit Wasser abgespült wird, ist Orthophenylphenol künftig als Pflanzenbehandlungsmittel eingestuft. Für eine Übergangszeit ist er noch als Konservierungsstoff zugelassen. „Ungespritzte" oder unbehandelte Zitronen dürfen diesen Stoff nicht enthalten und bei allen anderen muss er kenntlich gemacht werden. In diesem Falle sollte die Zitronenschale weggeworfen werden. Unter der Nummer E232 ist das Natriumsalz von Orthophenylphenol zugelassen.

E234: Nisin

Nisin ist ein Antibiotikum, das aus Bakterienkulturen (Streptococcus lactis) gewonnen wird. Es ist anders als Antibiotika, die von Pilzen stammen, ein Eiweiß, das nicht im Humanbereich eingesetzt wird und auch nur gegen wenige Bakterien wirkt. Vor allem wirkt Nisin gegen Clostridien, die Fehlaromen verursachen können. Er erhöht auch deren Hitzeempfindlichkeit, so muss das Produkt nicht so stark erhitzt werden, um die Clostridien abzutöten.

Zugelassen ist Nisin nur für wenige Milchprodukte, die nicht hoch erhitzt werden können, wie Schmelzkäse, Grießpudding, Clottered Cream und Mascarpone.

E235: Natamycin

Natamycin ist ein Antibiotikum, das gegen Schimmelpilze und Hefen wirkt, nicht jedoch gegen Bakterien (bei normalen Antibiotika ist es genau umgekehrt). Damit ist der Stoff geeignet für Lebensmittel, die bakterielle Reifungen durchlaufen, aber nicht von Schimmel befallen werden dürfen. Natamycin ist auch nur zur Behandlung der Oberfläche zugelassen und darf 5 mm unterhalb der Rinde nicht nachweisbar sein.

Zugelassen ist Natamycin für Hart- und Schnittkäse, getrocknete und gepökelte Würste (wie Salami). Haupteinsatzgebiet ist die Behandlung von Käserinde. Natamycin wird auch in der Humanmedizin zur Behandlung von Candida- und Pilzinfektionen der Haut verwendet. Es kann durch die Aufnahme durch Lebensmittel zu Resistenzen kommen, daher sollte die Käserinde mindestens 5 mm dick vom Käse entfernt werden.

E239: Hexamethylentetramin

Das Hexamethylentetramin ist ein sehr alter Konservierungsstoff, der nur noch für den Käse „Provolone" zugelassen wird, da bei dessen Herstellung traditionell Hexamethylentetramin verwendet wird. Das Molekül zerfällt im Käse in Ammoniak und Formaldehyd und der Formaldehyd wirkt giftig auf Bakterien. Gegenüber Hefen und Schimmelpilzen hat er keine konservierende Wirkung.

In der Humanmedizin wird Hexamethylentetramin auch als Arzneimittel gegen Harnwegsinfektionen eingesetzt. Die Menge muss soweit begrenzt werden, dass nicht mehr als 25 mg Formaldehyd im Endprodukt nachweisbar sind. Freier Formaldehyd ist krebserregend. Die EU vertritt die Ansicht, dass durch die Begrenzung der Menge und die Zulassung auf nur eine Käsesorte das Risiko begrenzt ist.

E242: Dimethyldicarbonat

Das Dimethyldicarbonat ist ein sehr wirksamer Konservierungsstoff: Er zerfällt in Methanol und Kohlendioxid bei Wasserkontakt und ist nach einigen Stunden nicht mehr nachweisbar. Allerdings greift er auch jedes DNA-Molekül an, mit dem er in Kontakt kommt, und tötet dadurch alle Mikroorganismen ab. Da er dies auch bei menschlichen Zellen tut, und so Krebs verursachen kann, gingen der Zulassung Forschungen voraus, die zeigten, dass Dimethyldicarbonat nicht mehr im Endprodukt nachweisbar ist. Aufgrund dessen ist der Zusatzstoff nicht in einer Zutatenliste zu finden: Er gilt, wenn er im Getränk nicht mehr nachweisbar ist, als technischer Hilfsstoff und muss somit nicht deklariert werden.

Dimethyldicarbonat wird Limonaden, alkoholfreiem Wein und Tee zugesetzt, wenn diese abgefüllt werden. Er verhindert eine Gärung durch Bakterien und Hefen. Er wird heute sehr oft eingesetzt und muss nicht deklariert werden, da er als technischer Hilfsstoff gilt (er ist im Produkt wegen der hohen Zerfallsrate nicht nachweisbar). Der Hauptgrund für den rapide angestiegenen Einsatz ist die Verwendung von PET-Flaschen, die anders als Glasflaschen nicht heiß befüllt werden können. Die Keime in den Flaschen werden dann durch E242 abgetötet. Eine Alternative dazu ist sie aseptische Abfüllung, die jedoch das Getränk signifikant verteuert und daher durch den hohen Preisdruck im Handel kaum zum Einsatz kommt.

E249-E252: Nitrite und Nitrate

Nitrit und Nitrate werden zur „Umrötung" von Wurst eingesetzt. Der eigentliche Wirkstoff ist das Nitrit. Es ist unter E249 und E250 als Natriumnitrit und Kaliumnitrit zugelassen. Die Beschränkung der Nitritzugabe wird erreicht, indem es nur eine Form gibt, in der es zugelassen ist: als Nitritpökelsalz, einem Salz mit 0.4-0.5% Natriumnitrit Anteil. Das sind maximal 0.33% Nitrit, sodass um einen Pökelgeschmack zu erzielen (100 mg Nitrit/kg) pro Kilo etwa 30 g Salz zugesetzt werden muss. Das Produkt schmeckt dann schon ziemlich salzig, eine zu hohe Dosierung ist so kaum möglich. Im Mittel nimmt ein Bundesbürger 0.25 mg Nitrit pro Tag auf.

Zugelassen sind auch Natriumnitrat (E251) und Kaliumnitrat (E252). Bakterien können aus dem Salz durch bakterielle Reduktion Nitrit bilden. Dies ist jedoch schwer kontrollierbar, daher ist Pökelsalz mit Kaliumnitrat nur zur Trockenpökelung zugelassen, die langsamer abläuft, als die Naßpökelung. Die EU-Ökoverordnung lässt den Einsatz von Pökelsalz zu, nicht jedoch die drei großen Verbände Bioland, Demeter und Gäa. Nitritpökelsalz ist zugelassen für gepökelte Fleischerzeugnisse und Bauchspeck, Gänse und Entenleberpastete. Die Maximalmenge muss bei unter 50-175 mg/kg liegen, abhängig vom Produkt. Nitrate sind als Konservierungsstoffe zusätzlich zugelassen für Hartkäse, eingelegte Heringe und Sprotten.

E260 Essigsäure

Von allen organischen Säuren wirkt Essigsäure am stärksten gegen Bakterien und Hefen, indem sie den pH-Wert absenkt. Weiterhin verleiht sie Lebensmittel einen charakteristischen Geschmack. Sie kommt natürlicherweise in Essig vor. Die Essigsäure ist allgemein zugelassen, wird jedoch vor allem für Gemüsekonserven, Fischkonserven, eingelegten Mozzarella und Molkenkäse eingesetzt. Die eingesetzte Essigsäure ist in der Regel chemisch aus Ethanol gewonnen worden und stammt nicht aus Essig.

E261-E263: Acetate

Die Acetate sind die Salze der Essigsäure. Sie sind typische Puffer und werden eingesetzt in sauren, aber nicht zu sauren Produkten wie Sülze oder Schmelzsalzen. Bei der Wurstherstellung werden sie aus demselben Grund als Kutterhilfsmittel eingesetzt. Sie stabilisieren den pH-Wert, bei dem Fleisch viel Wasser aufnimmt. Durch Veränderungen nach dem Tod vermindert sich die Fähigkeit von Fleisch, Wasser zu binden. Acetate senken den pH-Wert ab. Dies ist für die Wurstherstellung wichtig, da dabei dem Fleisch Eiswasser zugesetzt wird. Sie stabilisieren aber auch einen pH-Wert, bei dem andere Konservierungs- stoffe erst gut wirksam sind. Zugelassen sind sie daher auch als Säureregulator. Zugelassen sind sie allgemein für Lebensmittel. Im Körper werden sie wie Essigsäure verdaut. Eingesetzt werden E261 – Natriumacetat, E262 – Kaliumacetat und E263: Calciumacetat.

E270 Milchsäure

Die Milchsäure ist eine milde Säure. Sie entsteht natürlicherweise in Joghurt oder anderen Sauermilchprodukten, findet sich aber auch in Sauerkraut. Milchsäure wird meistens zur Geschmacksabrundung zugesetzt. Für den Körper ist es nicht egal, ob die linksdrehende D(-) oder rechtsdrehende L(+) Milchsäure eingesetzt wird. Direkt verbrennen kann der Körper nur die rechtsdrehende. Ein körpereigenes Enzym wandelt die linksdrehende in die rechts- drehende um. Bei großen Mengen an linksdrehender Milchsäure verbleibt diese lange im Körper und kann den Säure-Basenhaushalt belasten. Leider muss nicht angegeben werden, welche der beiden Milchsäuren verwendet wird. Chemisch synthetisierte besteht aus einem 50:50 Gemisch aus beiden. Mit Mikroorganismen hergestellte Milchsäure vorwiegend aus einem der beiden Isomeren. Sauer eingelegte Gemüse, Fruchtnektare, Konfitüren, Süß- waren, Desserts und Bier sind typische Produkte, denen Milchsäure zugesetzt wird.

E280-E283: Propionsäure und ihre Salze

Propionsäure ist eine auch in der Natur vorkommende, einfache organische Säure. Sie wird von einigen Bakterien produziert und ist zum Beispiel beim Aroma des Emmentalers, Blau- schimmelkäses oder Limburger beteiligt. Sie hat einen ätzend-stechenden Geruch und wirkt antibakteriell gegen Schimmel und Bakterien. Die reine Propionsäure (E280) wird wegen ihres Geruches nur selten eingesetzt. Viel häufiger werden das Natrium (E281), Kalium (E282) oder Calciumsalz (E283) eingesetzt, die geschmacksneutral sind.

Zugelassen sind Propionsäureverbindungen für abgepacktes, geschnittenes Brot, vor- gebackenes Brot, Pitta und andere Broterzeugnisse wie zum Beispiel „Christmas Pudding".

E284+E285: Borsäure

Borsäure (E284) und Borax (E285), das Natriumsalz der Borsäure, sind nur für die Konservierung von echtem Kaviar zugelassen. Auch hier handelt es sich um einen traditionellen Konservierungsstoff, der dafür schon genutzt wurde bevor es das Lebens- mittelrecht und toxikologische Untersuchungen gab. In hohen Dosierungen können Borate Nierenschäden verursachen. Bei der Beschränkung auf ein sehr teures Produkt besteht diese Gefahr in der Praxis nicht.

E1105 Lysozym

Enzyme werden in der Lebensmittelindustrie sehr häufig eingesetzt, zum Beispiel zur Spaltung von Stärke und Fett. Deklarationspflichtig sind nur noch aktive Enzyme, wobei die einzigen zugelassenen Invertase (E1103) und Lysozym sind. Die meisten Enzyme können durch Erhitzen deaktiviert werden. Ein Zusatz macht daher nur Sinn, wenn das Produkt nicht erhitzt wird. Enzyme werden verdaut wie Eiweiß. Das Lysozym zerstört die Zellwände von Bakterienzellen und wirkt so antimikrobiell. Es ist in Speichel und der Tränenflüssigkeit vorhanden und wird für Lebensmittel aus dem Eiklar gewonnen. Enzyme versprechen eine schonende Konservierung, wobei sich allerdings nur Enzyme eignen, die nicht die Lebensmittelinhaltstoffe abbauen. Lysozym ist ausschließlich für gereiften Käse zugelassen. Beobachtet wurden allergische Reaktionen bei Personen, die auch gegen Hühnereiweiß allergisch sind. Derzeit wird dies weiter untersucht. Eventuell muss dann ein Warnhinweis wie bei der Verwendung von Hühnereiweiß angebracht werden.

Antioxidationsmittel

Sauerstoff verursacht in Lebensmittel Veränderungen. Am auffälligsten sind Farbveränderungen, aber auch der Geschmack kann sich verändern, oder Stoffe die eine technologische Funktion haben, können inaktiviert werden. In der E-Nummernliste finden sich Antioxidationsmittel bei den E-Nummern von E300 bis E321. Ein Antioxidationsmittel ist ein Stoff, der dies verhindert, indem er zuerst mit dem Sauerstoff reagiert und sich so verbraucht. Ein natürliches Antioxidationsmittel ist das Vitamin C, die Ascorbinsäure, die auch als Zusatzstoff (E300) zugelassen ist. Wenn sie Äpfel anschneiden, färbt sich die Schnittstelle braun, das ist eine Reaktion von vorher farblosen Pflanzeninhaltsstoffen zu braunen Farbstoffen. Zitronensaft enthält Vitamin C und kann diese Bräunung stoppen oder sogar umkehren.

Antioxidationsmittel verbrauchen sich und können daher eine Oxidation nur aufhalten. Sie müssen daher durch andere Mechanismen ergänzt werden, wie zum Beispiel das hermetische Verpacken unter Schutzgas oder dicht wieder verschließbare Verpackungen. Oftmals werden sie nicht im Endprodukt benötigt, das gut vor Sauerstoff geschützt ist, sondern zur Herstellung, bei der das Produkt erhitzt, gerührt oder an der Luft getrocknet wird.

Ein positiver Nebeneffekt von Antioxidationsmitteln ist, dass sie nicht nur die Farbe und das Aroma vor Veränderungen schützen, sondern auch Vitamine. Die meisten Vitamine werden durch Sauerstoff in unwirksame Verbindungen umgewandelt. Da für Fertiggerichte und verarbeitete Lebensmittel die Lebensmittel zerkleinert werden und so eine viel größere Oberfläche dem Sauerstoff der Luft ausgesetzt ist und die Lebensmittel erst Tage oder Wochen nach Herstellung verzehrt werden, wären sonst die Vitaminverluste sehr hoch.

E300-E304: Ascorbinsäure ihre Verbindungen

Ascorbinsäure ist die chemische Bezeichnung für **Vitamin C**. Sie ist das am häufigsten eingesetzte Antioxidationsmittel. Ascorbinsäure ist sehr effektiv und ein natürlicher Stoff, gegen den keinerlei Bedenken bestehen. Allerdings ist sie auch empfindlich und wird nicht nur durch den Sauerstoff, sondern auch durch Licht, Metallspuren und Hitze zerstört.

Es ist verboten Ascorbinsäure, die als Antioxidationsmittel zugesetzt wurde, als Vitamin C zu deklarieren. Zum einen, weil diese ja nicht zur Vitaminisierung zugesetzt wurde und zum anderen, weil sie als Antioxidationsmittel verbraucht wurde. Die mit dem Sauerstoff umgesetzte Ascorbinsäure ist nicht mehr als Vitamin wirksam.

Neben der reinen Säure (E300) und dem Natrium- (E301) und Calciumsalz (E302) wird auch Ascorbinpalmitat, (E304), ein Ester aus der Ascorbinsäure und der Palmitinsäure, einer natürlichen Fettsäure eingesetzt. Ascorbinpalmitat wird im Körper wieder in die Ascorbinsäure und die Palmitinsäure gespalten. Ascorbinpalmitat ist anders als die Ascorbinsäure fettlöslich, dadurch kann die Verbindung auch in fetthaltigen Lebensmitteln eingesetzt werden. Sie unterstützt die Wirkung der Tocopherole.

Ascorbinsäure wird auch in Fleisch- und Wurstwaren eingesetzt, dort ist sie Umrötungshilfstoff. Das eigentliche Umrötungsmittel ist Nitritpökelsalz. Ascorbinsäure stabilisiert die Reaktion und verhindert die Bildung krebserregender Nitrosamine. Bei Weizenmehlen verbessert sie die Klebereigenschaften.

Ascorbinsäure ist für alle Lebensmittel zugelassen. Sie wird eingesetzt in Obst- und Gemüseprodukten, tief gefrorenen und getrockneten Kartoffelprodukten, Säften, Konfitüren, Wursterzeugnisse, Brot, Backmischungen, Bier, Wein. Ascorbinpalmitat wird eingesetzt in Speiseölen und Mayonnaise, Back- und Frittierfetten, Wurst- und Fleischwaren, Weißbrot, Trockenmilch und Säuglingsernährung. Hergestellt wird die Ascorbinsäure heute aus Glucose über einen chemischen Prozess oder über gentechnisch veränderte Bakterien.

E306-E309: Tocopherole

Auch Tocopherole sind Vitamine. In der Natur kommen sie in Pflanzenölen vor. Sie werden auch als **Vitamin E** bezeichnet, wobei es drei verschiedene Wirkformen gibt, das α-Tocopherol (E307), β-Tocopherol (E308) und das γ-Tocopherol (E309). Der am häufigsten eingesetzte Stoff ist das Gemisch verschiedener Tocopherole. Es hat die Bezeichnung E306. Es enthält auch noch vier andere Tocopherole, die keine Vitaminwirkung haben, aber als

Antioxidationsmittel wirksam sind. Gewonnen wird diese Mischung aus den Ölen von Weizenkeimen, Maiskeimen, Sojasaaten oder Baumwollsaaten. Zugelassen sind Tocopherole für alle Lebensmittel. Wie bei der Ascorbinsäure dürfen als Antioxidationsmittel zugesetzte Tocopherole nicht als Vitamin E deklariert werden.

Eingesetzt werden Tocopherole für Speiseöle, Back- und Bratfette, Dressings und Desserts, Kaugummi und Säuglingsnahrung.

E310-E312: Gallate

Gallate sind die Ester der Gallussäure mit Alkoholen. Die Gallussäure ist in Bestandteil des Pflanzengerüststoffs Lignin. Gallate sind fettlösliche Antioxidantien mit bemerkenswerten Eigenschaften. Anders als viele andere Antioxidationsmittel sind sie sehr hitzestabil. Sie verstärken die Wirkung anderer Antioxidationsmittel insbesondere BHA und BHT und werden meist mit diesen kombiniert. Es gibt daher auch einen gemeinsamen Grenzwert für diese Gruppe von Antioxidantien. Besonders effektiv verhindern sie das „Ranzigwerden" von Fett. Eingesetzt werden Gallate bei Kuchenmischungen, Knabbererzeugnissen, Trocken-suppen und Aromen.

Gallate werden chemisch synthetisiert. Zugelassen sind Propylgallat (E310, verestert Propanol), Octylgallat (E311, verestert mit Octanol) und Dodecylgallat (E312 verestert mit dem Dodecanol). Die Fettlöslichkeit nimmt von E310 zum E312 zu.

Beobachtet wurden bei direktem Kontakt mit den Reinsubstanzen Hautausschläge bei Bäckern und Irritationen der Munschleimhaut beim Verzehr von Testlebensmitteln. Propylgallat kann zur Cyanose bei Säuglingen führen. Die dafür notwendigen Konzentrationen liegen jedoch nicht in den Lebensmitteln vor.

E315+E316: Isoascorbinsäure

Die Isoascorbinsäure unterscheidet sich von der Ascorbinsäure nur durch die räumliche Orientierung der Atome in dem Molekül. Sie hat keinerlei Wirksamkeit als Vitamin, ist aber als Antioxidationsmittel genauso wirksam. Sie entsteht bei der chemischen Synthese der Ascorbinsäure in gleicher Menge, wie diese. Das führte zu dem Bestreben, sie auch als Lebensmittelzusatzstoff zuzulassen. Sie konkurriert im Körper mit dem Vitamin C und setzt daher dessen Verfügbarkeit herab.

Unter E315 wird die Isoascorbinsäure geführt und unter E316 ihr Natriumsalz. Anders als die Ascorbinsäure ist die Isoascorbinsäure nur für bestimmte Nahrungsmittel zugelassen: Gepökelte und konservierte Fleisch- und Fischerzeugnisse, Fisch mit roter Haut und wärmebehandelter Sahne.

E319: Tertiär-Butylhydrochinon (TBHQ)

Das chemisch hergestellte TBHQ ist ein relativ neues Antioxidationsmittel. Die maximale Menge wurde nach dem Auftreten von Magentumoren und Schäden an der DNA bei Labortieren von 1000 auf 200 mg/kg reduziert und die Anwendung eingeschränkt. TBHQ ist ein sehr effektives Antioxidans um die Veränderungen von mehrfach ungesättigten Fettsäuren zu verhindern und die Lagerfähigkeit, vor allem von Fisch, zu erhöhen. Weiterhin erhält es die Farbe von pflanzlichen Ölen, selbst wenn Schwermetallspuren vorhanden sind.

Eingesetzt wird es ausschließlich für stark fetthaltige Stoffe oder Fette wie Schmalz, Fischöl, Rinder- Geflügel- und Schafsfett, die sehr lange gelagert werden müssen oder sollen.

E320: Butylhydroxyanisol (BHA)

BHA ist ein sehr wirksames Antioxidationsmittel gegen den Sauerstoff in Fetten, Aromen und ätherischen Ölen. Butylhydroxyanisol kommt nicht in der Natur vor und wird synthetisch hergestellt. Es ist zugelassen für fettreiche Lebensmittel und wird auch für Kosmetika verwendet. Es gibt einen gemeinsamen Summenwert für BHA, BHT und Gallate. Am häufigsten wird es in Kaugummi eingesetzt (Schutz des Aromas), es ist aber auch zugelassen für Kuchenmischungen, Knabbererzeugnisse aus Getreide, Trockensuppen und Würzsoßen.

E321: Butylhydroxytoluol (BHT)

BHT ist chemisch sehr ähnlich dem BHA, es hat dieselben technologischen Eigenschaften und damit die gleichen Anwendungsgebiete. Es ist sehr hitzestabil. Oftmals wird es in Mischung mit BHA und Gallaten eingesetzt, für die es einen gemeinsamen Grenzwert gibt, und es ist auch für dieselben Lebensmittel zugelassen. BHT wird wie BHA synthetisch hergestellt und kommt nicht in der Natur vor.

E512: Zinn (II) Chlorid

Zinnchlorid ist nur für Spargelkonserven zugelassen, mit einer Höchstmenge von 25 mg/kg. Es verhindert die Verfärbung von Spargel. Bei größeren Mengen kann es zu Magenreizungen kommen. Zinn ist auch ein essenzielles Spurenelement, das Bestandteil von Wachstumsfaktoren ist. Jedoch sollte die Nahrung zur Deckung des Tagesbedarfs nur etwa 1-2 mg/kg aufweisen. Die Mengen, die in Spargelkonserven vorkommen, gelten als toxikologisch unbedenklich, auch weil man dieses Lebensmittel nur gelegentlich verzehrt.

Säuerungsmittel und Säureregulatoren

Säuerungsmittel dienen dazu, den pH-Wert von Lebensmitteln abzusenken. Zum einen sind solche Lebensmittel haltbarer, zum anderen wirkt eine säuerliche Note zusammen mit Süßgeschmack erfrischend. Denken Sie an süßsaures Gemüse oder Früchtebonbons. Eingesetzt werden dazu vor allem organische Säuren, die auch in Früchten vorkommen, und vom Körper vollkommen verstoffwechselt werden. Organische Säuren sind für alle Lebensmittel allgemein zugelassen.

Das Gegenteil eines Säuerungsmittels ist ein Säureregulator, er reduziert die Säure. Dazu verwendet werden anorganische Laugen um Säuren zu binden. Manche Substanzen wirken auch als Puffer. Puffer halten einen bestimmten pH-Wert aufrecht, auch bei schwankendem Säure- und Basengehalt in den Lebensmitteln. Ein Puffer kann entweder eine amphotere Substanz sein. Dann hat er in einem Molekül eine Säure und eine Basengruppe und kann so sowohl basisch wie sauer wirken, je nach Umgebungs-pH-Wert und gleicht diesen in Richtung neutral aus.

Auch die Salze von schwachen organischen Säuren dienen als Puffer. Bei schwäche Säuren gibt nur ein kleiner Prozentsatz der Moleküle ein Proton ab, wodurch der pH-Wert nur wenig sinkt. Gibt man nun eine Lauge hinzu, so werden die Protonen verbraucht und weitere aus den noch undissozierten Molekülen freigesetzt. Gibt man eine stärkere Säure hinzu so nehmen die Moleküle Protonen auf die vorher welche abgaben. Salze von organischen Säuren die keinerlei Protonen mehr haben reagieren, wie wenn die gesamte Säure dissoziiert gewesen wäre. Sie puffern einen leicht sauren pH-Wert gegen weitere Säurezugabe ab, wirken aber nicht, wenn Lauge zugesetzt wird.

In der Liste sind Säuerungsmittel und Säureregulatoren in den Bereich zwischen E290-E297 und E325-E380 eingeordnet.

E296: Apfelsäure

Apfelsäure ist eine recht selten eingesetzte Säure. Der Zusatz erfolgt meist nicht um den pH-Wert abzusenken, sondern um Bräunungsreaktionen bei Obst zu verhindern. Dann steigert sie die Wirkung von Antioxidantien und dient zum Hervorheben von herben Aromen. Apfelsäure wird in Obst- und Gemüsekonserven, Erfrischungsgetränken, Ananassaft, Konfitüre, geschälten Kartoffeln und Backpulver eingesetzt.

E297: Fumarsäure

Fumarsäure kommt recht selten in der Natur vor, ist jedoch ein Stoffwechselprodukt im menschlichen Körper. Fumarsäure wird selten eingesetzt. Sie hat einen scharf-sauren Geschmack und hebt damit herbe Geschmacksnoten wie Grapefruit hervor. Nur um den pH-

Wert abzusenken, wird Sie nicht eingesetzt. Sie nimmt kein Wasser auf und eignet sich gut für Puddingpulver, oder zum Bestreuen von Süßigkeiten. Sie ist nicht allgemein zugelassen, sondern für folgende Lebensmittel: gelleeartige Desserts mit Fruchtgeschmack, Dessert-trockenpulver, Instantpulver für Getränke und Tees, Kaugummis, Füllungen und Überzüge für Kuchen, Kekse und Gebäck.

E330: Zitronensäure

Die Zitronensäure, welche Zitronen ihren sauren, aber auch erfrischenden Geschmack gibt, ist eine der am vielseitigsten einsetzbaren Substanzen. Sie ist nicht nur Säuerungsmittel, sondern auch Komplexbildner, Säureregulator, Schmelzsalz und sie unterstützt Anti-oxidationsmittel in ihrer Wirkung. Als Säuerungsmittel wird die Zitronensäure vielen Produkten zugesetzt, die ein ausgeprägtes Fruchtaroma und eine gewisse Säure haben sollen, wie Bonbons, Erfrischungsgetränke, Konfitüre, Fruchtsäfte und -nektare. Zitronen-säure ist bei normalen Temperaturen fest und wird daher auch auf Süßigkeiten als Kristalle gestreut, wenn sie sauer schmecken sollen, wie bestimmte Fruchtgummis.

E331 – E333 Salze der Zitronensäure

Die Salze der Zitronensäure können genauso wie die Zitronensäure als Komplexbildner, Schmelzsalz und vor allem Säuerungsmittel eingesetzt werden. Da die Zitronensäure eine sehr starke organische Säure mit drei Säuregruppen pro Molekül ist, gibt es von jeder E-Nummer bis zu drei Substanzen, die als Zusatzstoffe zugelassen sind. Am stärksten Säure abfangen können dabei die Tricitrate, also wenn alle drei Säuregruppen inaktiv sind, die beste Säureregulatorfunktion (Stabilisieren eines pH-Wertes) haben die Monocitrate. Unter E331 sind Natriumzitrate zugelassen, bei E332 findet man die Kaliumcitrate und die eher selten eingesetzten Calciumcitrate haben die E-Nummer 333.

E325 bis E327: Salze der Milchsäure

Die Milchsäure E270 ist nicht primär als Säuerungsmittel einsortiert, sondern als Konservierungsstoff, das ist keine Einteilung nach der Wirkungsweise, sondern eher historisch gewachsen, denn Milchsäure entsteht natürlich bei Milchsäuregärungen und konserviert so Sauerkraut, Joghurt oder andere saure Milchprodukte, die so viel länger haltbar sind als pasteurisierte Milch. Als Säure ist sie jedoch nicht so stark wie die Zitronen-säure, die als Säure einsortiert ist. Die Salze der Milchsäure haben wie die Salze anderer starker Säuren die Eigenschaft Säure abzufangen, d.h. wenn ein Lebensmittel saure Zutaten enthält, dann ist eine falsche Dosierung nicht so folgenschwer, es wird nur wenig sauer. Das ist auch die primäre Funktion eines Säureregulators. Im Körper werden die Salze wie Milchsäure verstoffwechselt, sodass man ebenfalls zwischen linksdrehenden und rechts-drehenden Salzen unterscheiden müsste, das wird in der Praxis jedoch nicht getan. Zugelassen sind unter E325 das Natriumsalz (Natriumlactat), E326 das Kaliumsalz (Kaliumlactat) und E327 das Calciumsalz (Calciumlactat). Sie sind für alle Lebensmittel zugelassen und werden durch ihren eher milden Geschmack eingesetzt für Konfitüren, Marmeladen, Gelees, Fleischwaren wie Sülzen oder Rohwurst, Obst- und Gemüsekonserven und Weißbrot.

E334 / E353: Weinsäure + Metaweinsäure

Weinsäure kommt, wie der Name schon sagt, natürlicherweise in Wein vor. Ihre Salze bilden oft als Weinstein einen Bodensatz. Weinsäure ist, wie die Zitronensäure ein sehr universeller Stoff, unterstützt auch die Wirkung von Antioxidationsmitteln und wirkt als Komplexbildner. Als Säuerungsmittel wird genutzt, dass sie nicht hygroskopisch ist und die Weinsäure sich daher gut für Brausepulver, Sprudeltabletten und Gelierzucker eignet. Darüber hinaus wird sie eingesetzt für Frucht- und Gemüsesäfte, Obst- und Gemüsekonserven, Süßwaren und Desserts und Sülzen / Aspik (hier wegen des scharfen Nebengeschmacks).

Die Metaweinsäure (E353) ist ein Abkömmling der Weinsäure, die sich langsam in diese umwandelt. Sie ist nur für Wein und Schaumwein, der nur aus Traubensaftkonzentrat hergestellt wird, zugelassen, mit einer Höchstmenge von 100 mg/l.

E338: Phosphorsäure

Phosphorsäure ist eine mittelstarke organische Säure. Sie ist ein sehr alter Zusatzstoff, der heute kaum in neuen Lebensmitteln eingesetzt wird. Sie ist sehr sauer und hat starke komplexbildende Eigenschaften. Eingesetzt wird sie für Cola-Getränke, Sportlergetränke, Schlagsahne, Milchgetränke und Milchpulver. Phosphorsäure und Phosphate können in größeren Mengen den Calciumspiegel im Blut absenken.

E350-E352: Malate

Die Salze der Apfelsäure, die Malate, werden selten eingesetzt. Sie sind wie andere organische Salze gute Puffer. Eingesetzt werden das Natrium- (E350), Kalium- (E351) und Calciumsalz (E352) in pflanzlichen Nahrungsmitteln: Obst und Gemüsekonserven, Konfitüre und Limonen- und Zitronensaft.

E355: Adipinsäure

Die Adipinsäure kommt natürlicherweise in der Zuckerrübe vor. Ihr mild-sauer-salziger Geschmack bleibt sehr lange auf der Zunge haften. Sie wird daher gerne für Fruchtkaugummis verwendet. Sie ist nur leicht hygroskopisch und wird für pulverige Lebensmittel wie Trockendessertpulver eingesetzt. Weiterhin zugelassen ist sie für Gebäckfüllungen, Desserts und Getränkepulver.

E380: Triammoniumcitrat

Sind alle Säuregruppen der Zitronensäure mit Natriumlauge umgesetzt, so bildet sich das Trinatriumcitrat. Sie wirkt nicht mehr als Säuerungsmittel, ist aber dadurch ein sehr guter Säureregulator.

E500-E504: Carbonate

Carbonate sind die Salze der Kohlensäure. Wird Säure zugegeben, so zerfallen sie zu Wasser und Kohlendioxid – dadurch wird die Säure gebunden. Der Zerfall zu Kohlendioxid bewirkt auch beim Backpulver das Aufgehen des Teigs. Dazu wird die Säure in Form einer organischen Säure im festen Aggregatzustand zugegeben, die sich wie das Carbonat in Wasser löst und dann reagiert.

Zugelassen sind E500, (Natriumcarbonat, Natriumhydrogencarbonat und Mischungen beider Salze), E501 (Kaliumcarbonat), E503 (Ammoniumcarbonat), E504 (Magnesiumcarbonat).

Das leichtlösliche Natriumcarbonat (Soda) wird in Backpulver eingesetzt und zum Aufschluss von Milcheiweiß und Kakao verwendet. Das gilt auch für Kaliumcarbonat (Pottasche), das auch als Kochsalzersatz verwendet wird (es schmeckt ähnlich, enthält jedoch kein Natrium). Ammoniumcarbonat (Hirschhornsalz) zerfällt ohne Säure in der Hitze. Es wird aufgrund des stechenden Ammoniakgeruches vorwiegend für stark gewürzte Backwaren wie Lebkuchen oder Magenbrot eingesetzt.

Magnesiumcarbonat (Magnesit) wird wie das Calciumcarbonat als Trennmittel eingesetzt, darüber hinaus auch Tafelwässern zugesetzt.

E507 Salzsäure und E513 Schwefelsäure

Diese beiden Säuren sind mehr ein technischer Hilfsstoff als ein Zusatzstoff, das heißt, sie sind nicht mehr im Produkt nachweisbar. Salzsäure wird zur Spaltung von Eiweiß, vor allem bei de Herstellung von Würzen verwendet. Schwefelsäure zur Spaltung von Stärke bei der Herstellung von modifizierter Stärke, bei der Käseherstellung und bei der Neutralisation von Zuckerlösungen bei der Zuckerherstellung eingesetzt.

Da die Säuren neutralisiert werden müssen, sonst ist das Lebensmittel ungenießbar findet man je nach Lauge folgende Salze im Lebensmittel:

- E508: Kaliumchlorid (Umsetzung mit E525 Kaliumhydroxid)

- E509: Calciumchlorid (Umsetzung mit E526 Calciumhydroxid)

- E511: Magnesiumchlorid (Umsetzung mit E528 Magnesiumhydroxid)

Beim Umsetzen mit Natronlauge (E524) entsteht Kochsalz, dass dann nicht als Zusatzstoff deklariert werden muss, sondern als Nahrungsmittelbestandteil angegeben wird. So bestehen Würzen auch aus diesem Grunde zur Hälfte aus Kochsalz. Deklariert müssen die Säuren, wie auch die unten aufgeführten Laugen nur, wenn sie eingesetzt werden, um ein Lebensmittel anzusäuern, was recht selten der Fall ist.

Bei Schwefelsäure entstehen bei der Neutralisation folgende Verbindungen:

- E514: Natriumsulfat, Natriumhydrogensulfat (Umsetzung mit E524 Natriumhydroxid)

- E515: Kaliumsulfat, Kaliumhydrogensulfat (Umsetzung mit E525 Kaliumhydroxid)

- E516: Calciumsulfat (Umsetzung mit E526 Calciumhydroxid)

E524+E525: Natrium- und Kaliumhydroxid

Natron- und Kalilauge sind als E524 und E525 zugelassen. Es handelt sich meist um einen technischen Hilfsstoff, um Säuren (Salzsäure E507, Schwefelsäure E513) zu neutralisieren oder Eiweiß aufzuspalten. Es gibt jedoch eine Anwendung, bei der es auch im Endprodukt vorkommt: bei Laugengebäck. Der Teig wird in Natronlauge getaucht. Die Lauge bewirkt die starke Braunfärbung der Oberfläche und sie reagiert mit dem Kohlendioxid, das bei der Gärung und dem Backen entsteht, zu Natriumhydrogencarbonat, welches mit für den charakteristischen Geschmack von Laugengebäck verantwortlich ist.

E526+529: Calciumhydroxid und -oxid

Beide Verbindungen sind Basen. E526, Calciumhydroxid, ist gelöschter Kalk und E529 ist gebrannter Kalk. Beide Verbindungen reagieren mit Säuren unter der Bildung von Calciumsalzen und Wachsen. Die chemisch sehr reaktiven Verbindungen werden häufig als technischer Hilfsstoff bei der Verarbeitung von Lebensmitteln eingesetzt, sind im Endprodukt aber nicht mehr vorhanden. Eine Ausnahme sind Kakaorohmassen und Muskatnüsse, die in Calciumhydroxid konserviert sind. Diese und die anderen Starken Basen E527 und E528 sind als „Säureregulator" eingestuft. Anders als sonst eingesetzte Salze organischer Säuren fangen sie nicht nur Säure ab, sondern können bei Überdosierung das Lebensmittel ungenießbar machen, wenn der pH ins alkalische rutscht. Passend wäre eigentlich eine neue Gruppe analog zu den Säuren, die man als „Basen" oder „Laugen kennzeichnet.

E527: Ammoniumhydroxid

Ammoniumhydroxid unterscheidet sich etwas von den anderen Basen, da das Ammonium auch als Puffer wirkt und flüchtig ist. Nicht umgesetztes Ammoniumhydroxid ergibt einen scharfen, salmiakartigen Geschmack, der typisch für Lebkuchen ist.

E528+E530: Magnesiumoxid

Magnesia (E530) ist zum einen ein Trennmittel, zum anderen ist es auch eine Base und fängt so Säure ab. Es wird verwendet zum Aufschluss von Milcheiweiß und Kakao, um die Masse zu neutralisieren. Magnesia wird in Kakaorohmassen, Würzsoßen und diätetischen Lebensmitteln eingesetzt. E528, die dazugehörige Lauge (Magnesiumhydroxid), wird als technischer Hilfsstoff zum Aufschluss von Eiweiß eingesetzt.

E575: Glucono-delta-Lacton

Diese Verbindung entsteht durch Wasserabspaltung aus der Gluconsäure. Die Besonderheit der Verbindung: Glucono-delta-Lacton ist zuerst nur süß. Erst bei Kontakt mit Wasser wird die Gluconsäure gebildet, die dann als milde Säure wirkt. Glucono-delta-Lacton bewirkt dann ein langsames Gelieren von Desserts, die beim Abfüllen flüssig sein müssen. Teige gehen langsamer auf, weil durch die langsame Säurebildung die Reaktion nicht so heftig ist, wie bei Weinsäure, die meist Backpulver zugesetzt wird. In Rohwürsten senkt es langsam den pH-Wert ab und ermöglicht so die langsame Reifung des Fleisches. Weiterhin wird Glucono-delta-Lacton für Käse, Teigwaren, Obst- und Gemüsekonserven eingesetzt.

Verdickungsmittel und Stabilisatoren

Stabilisatoren sollen - wie der Name schon aussagt - eine Phase stabilisieren. Stabilisatoren können unterschiedliche Substanzen sein. Es können Emulgatoren sein, es können aber auch eindickende Substanzen sein.

Ein Stabilisator wirkt in der technologischen Wirkung ergänzend zum Emulgator. Ein Emulgator ermöglicht es zwei Phasen zu vermischen, die sonst getrennt wären. Ein Stabilisator sorgt dafür, dass ein Gemisch oder eine Emulsion stabil bleibt. Beide Substanzen verhindern auch Veränderungen des Lebensmittels, wie sie bei einer langen Lagerung auftreten können. Ein Stabilisator wird zum Beispiel angewendet, um zu verhindern, dass sich bei Trinkkakao der Kakao nicht am Boden der Flasche absetzt oder gar verklumpt. Ferner wird er eingesetzt, damit sich bei Sauermilchprodukten wie zum Beispiel Fruchtjoghurt kein Wasser abscheidet. Dies kann auf verschiedene Arten geschehen: So kann der pH-Wert des Lebensmittels durch die Zugabe eines leicht sauer wirkenden Stoffes oder durch einen Stoff, der als Puffer wirkt, eingestellt werden. Ein Puffer ist ein Stoff, der kleine Veränderungen der Säuremenge und des Basengehaltes abfängt und den pH-Wert konstant hält. Ein Emulgator kann auch Feststoffe in einer Flüssigkeit stabilisieren, indem er das Verbindungen zu größeren Teilchen verhindert. Ebenso stabilisieren Emulgatoren Luft in Lebensmitteln (Schlagsahne / Eis).

Andere Stabilisatoren wirken durch eine Erhöhung der Viskosität, Stoffe können sich dann schwerer bewegen. Bestimmte Salze können sich an Stoffe anlagern und verhindern, dass diese sich dann zu größeren Aggregaten zusammenklumpen. Verdickungsmittel werden oft für Soßen, Eis, Light-Produkte eingesetzt, praktisch überall dort, wo Wasser gebunden werden muss.

Bei Verdickungsmitteln ist die Abgrenzung zu den Stabilisatoren schwierig. Ist die verdickende Wirkung die Hauptwirkung (meist verbunden mit einem hohen Wasserbindungsvermögen) so spricht man von Verdickungsmitteln, erhöhen sie dagegen nur die Viskosität so spricht man von Stabilisatoren. Das korrespondiert weniger mit den chemischen Eigenschaften, als vielmehr mit der zugesetzten Konzentration und dem Einsatzzweck.

Das klassische Dickungsmittel, die Stärke, hat einige Nachteile beim Einsatz in Fertiggerichten. So verliert sie mit der Zeit die Fähigkeit Wasser zu binden, sie ist nicht gefrierstabil und Stärke bildet nur Gele, wenn sie hoch erhitzt wird. Ein weiterer Nachteil ist, das Stärke nur im neutralen Bereich, je nach Pflanze, aus der sie gewonnen wird, zwischen pH 6 und 8 gelbildende Eigenschaften hat. Saure Lebensmittel die z. B. Früchte enthalten oder durch Gärung sauer sind können so nicht durch Stärke gebunden werden. Daher gibt es zahlreiche Dickungsmittel, die diese Nachteile nicht aufweisen. Neben chemisch und physikalisch veränderter Stärke werden auch andere, meist unverdauliche Mehle aus Pflanzen, Algen und Bakterien eingesetzt um Wasser in Lebensmittel zu binden.

Als Stabilisatoren dienen auch Stoffe, welche die Oxidation von Bestandteilen verhindern, so zum Beispiel die Veränderung von natürlichen Farbstoffen oder Bräunungsreaktionen bei Obst. Dies sind die Farbstabilisatoren (S.131) Verdickungsmittel und Stabilisatoren liegen bei den E-Nummern 400 bis 469. In dieser Rubrik finden sie zuerst die Verdickungsmittel, dann die Stabilisatoren. Mit Ausnahme von Guarkernmehl und Gummi-Arabicum bilden alle Verdickungsmittel bei etwas höheren Konzentrationen feste Gele.

Ein Maß für die Fähigkeit einzudicken ist die Angabe der Viskosität einer 1 % Lösung. Diese wird in der Einheit cps (Centi-Pascalsecunde) angegeben. Mit ihr kann man auch Dosierungen umrechnen. Hat ein Dickungsmittel einen doppelt so hohen CPS-Wert, so braucht man in der Dosierung nur die halbe Menge um die gleiche Zähigkeit zu erreichen.

Alle natürlichen Verdickungsmittel sind mit Ausnahme der Gelatine Kohlenhydrate. Sie enthalten entweder Makromoleküle in Form einer Helix oder stark verzweigte Moleküle. Stärke enthält sogar beide Fraktionen die helikale Amylose und das verzweigte Amylopektin. Die OH-Gruppen der Kohlenhydrate bauen dabei Bindungen zu Wassermolekülen auf und fixieren dieses dann. Einige Moleküle tragen auch Säuregruppen wie Carragen oder Alginate. Diese können durch Ionen, vor allem Calcium- oder Magnesiumionen miteinander verknüpft werden und bilden dann extrem stabile Gele.

E400-E404 Alginsäure und Alginate

Die aus Braunalgen gewonnene Alginsäure ist für den Menschen unverdaulich und erzeugt schon in geringen Mengen feste Gele. Sie wird auch zum Binden von Hefe bei der Flaschengärung eingesetzt. Sie besteht nicht aus Kohlenhydraten, sondern zu Säuren oxidierten Kohlenhydraten. Sie reagiert heftig mit Calciumsalzen. Sind diese vorhanden so verknüpft ein Calciumion fest und schwer löslich zwei Stränge der Alginsäure. Sie ist nicht geeignet zum Verdicken von stark sauren oder calciumreichen Lebensmittel, da sie dann ausflockt. Dies wird genutzt, um durch Zugabe von Calcium sehr stabile essbare Überzüge zu erhalten. Damit wurden früher auch Photopapiere versiegelt. Alginsäure und ihre Salze sind schwer wasserlöslich. Zur Herstellung von Lösungen muss mehrere Stunden unter leichter Erwärmung gerührt werden. Die mit Calcium gebildeten Gele sind gefrier- koch- und backstabil. Neben der Alginsäure (E400) sind auch die Natrium- (E401), Kalium (E402), Ammonium (E403) und Calciumsalze (E404) allgemein für Lebensmittel zugelassen. Die Alginsäure wird dabei häufiger als ihre Salze eingesetzt. Von den Salzen wird das Natriumalginat E401 am häufigsten eingesetzt.

Aufgrund der starken Affinität zu Calcium und der aufwendigen Herstellung von Lösungen sind Alginate eher selten als reine Dickungsmittel anzutreffen. Eingesetzt wird sie in Konfitüre, Gelees, Puddingpulver, Speiseeis, Backwarenfüllungen, energiereduzierte Sahne, Schmelzkäse und Aspik.

Alginsäure ist unverdaulich und wirkt als Ballaststoff. Es gibt keine bekannten Gesundheitsgefährdungen. Aufgrund der hohen Affinität zu Metallionen können größere Mengen aber die Aufnahme von Calcium und Spurenelementen wie Eisen oder Zink verringern.

E405: Propylenglycolalginat

Dies ist ein Abkömmling der Alginsäure. Im Körper wird Propylenglycolalginat in die Bestandteile aufgespalten, wobei die Alginsäure unverdaulich ist und der Propylenrest verstoffwechselt wird. Anders als die Alginsäure ist E405 unempfindlich gegenüber Säuren und Calcium. Propylenglycolalginat ist nur für bestimmte Lebensmittel zugelassen: Bier, Wassereis, Soßen und Kaugummi. Propylenglycolalginat ist unverdaulich und wirkt als Ballaststoff.

E406: Agar-Agar

Dieser Extrakt aus Rotalgen bildet schon bei geringen Mengen stabile Gele. Es hat mit 3.500 bis 14.000 cpi einen der höchsten Viskositätswerte. Schon 4-5 g Agar-Agar pro Liter Flüssigkeit bilden ein festes Gel von gummiartiger Konsistenz. Besonders wichtig für die Verarbeitung ist, dass sie erst beim Abkühlen feste Gele bildet und die heiße Masse nur eine geringe Zähigkeit besitzt und so einfacher zu verarbeiten ist. Da es mit dieser Eigenschaft sehr stark der Gelatine ähnelt, wird Agar-Agar oft als Gelatineersatz z. B. für vegane Fruchtgummis genützt. In der Mikrobiologie werden Nährböden für Bakterien aus Agar-Agar hergestellt. Bei uns wird Agar-Agar eher selten eingesetzt, in der südasiatischen Küche, vor allem in Japan ist es dagegen eine gängige Zutat.

Agar-Agar ist für Lebensmittel allgemein zugelassen und wird unter anderem verwendet für Konfitüren, Süßwaren, Joghurt, Würzzubereitungen. Ebenfalls verwendet wird es als Klärungsmittel bei der Herstellung als Obstwein und Trägerstoff für Aromen eingesetzt. Es geliert beim Abkühlen und bindet dabei die Trübstoffe oder die Aromen. Agar-Agar ist unverdaulich und kann bei größeren Mengen abführend wirken. Diese Gefahr ist aber selten gegeben, weil es schon in kleinen Mengen enorm starke Gele bildet. Es ist etwa viermal wirksamer als Gelatine. Zudem ist es sehr teuer.

E407: Carrageen

Auch Carrageen wird aus Rotalgen gewonnen. Dazu werden diese gewaschen und in alkalischer Lösung gekocht. Danach durch Alkohol oder Kaliumsalze ausgefällt. Es gibt je nach Art und Gewinnung drei verschiedene Fraktionen mit leicht unterschiedlichen Geliereigenschaften. Alle drei haben gemeinsam das Sie durch Sulfatgruppen mit Calciumionen sehr stabile Gele bilden. Calciumionen kommen reichlich in Milchprodukten vor, daher wird Carrageen gerne für die Stabilisierung von Milchprodukten eingesetzt. Es ist ein universell einsetzbares Verdickungsmittel und kann auch Öl-in-Wasser Emulsionen stabilisieren. Es bildet stabile Gele, kann Trübungsstoffe stabilisieren und die Eiskristallbildung in Eis reduzieren. Es wird in fetthaltigen Lebensmitteln eingesetzt, meist in Kombination mit anderen Dickungsmitteln, da es ein relativ teurer Stoff ist. Zugelassen ist es für alle Lebensmittel. Carrageen findet sich in Kaffeeweißer, Schokoladengetränken, wärmebehandelter Sahne, Speiseeis und Desserts. Je nach Vorbehandlung kann Carrageen auch in der Kälte stabile Gele bilden und eignet sich so für Instantprodukte. In säurehaltigen Milieu verliert es deutlich an Bindungsfähigkeit. Dafür ist es hitzestabil und salzresistent.

Im Tierversuch konnte eine Irritation der Immunzellen durch Carrageen nachgewiesen werden. Die Abbauprodukte können Geschwüre verursachen, deren Gehalt muss daher so gering wie möglich sein. Der Kontrollausschuss der EU empfahl, für Säuglingsnahrung kein Carrageen zuzulassen. Ungeklärt ist auch, ob manche Personen allergisch auf Carrageen reagieren. In großen Mengen verursacht Carrageen, wie jedes für den Menschen, aber nicht die Darmflora unverdauliche Kohlenhydrat Darmbeschwerden wie Blähungen oder Durchfall. Diese können auch zu der allergenen Wirkung führen.

Unter der Nummer E407a sind Extrakte von Euchema Algen zugelassen, die in ihrer Zusammensetzung Carrageen ähneln und für die auch die gleichen Bedenken gelten. Carrageen ist unverdaulich und wirkt als Ballaststoff.

E410: Johannisbrotkernmehl

Dieses aus dem Samen des Johannisbrot-Baumes gewonnene Mehl ist ein unverdauliches Kohlenhydrat. Es wird auch als Carubin vertrieben. Carob ist die gesamte Fruchtschale, die häufig als Kakaoersatz verwendet wird. Carob schmeckt durch den enthaltenen Zucker süß, ist dunkel gefärbt wie Kakao und hat einen bitter-karamelligen Geschmack.

Der Johannisbrotbaum wird rund um das Mittelmeer kultiviert. Die Samen, die wegen ihrer einheitlichen Größe auch für Definition der Gewichtseinheit Karat für Diamanten (0,2 g) dienten, enthalten ein Galactomannan als Kohlenhydrat. Dieses Kohlenhydrat enthält Bindungen, die unser Körper nicht spalten kann, das Mehl ist also weitestgehend unverdaulich. Carubin ist anders als Carob ein helles Mehl, es besteht vor allem aus dem Schleim bildenden Kohlenhydrat zu 6 % aus Protein und zu kleinen Teilen aus Ballaststoffen und Mineralstoffen.

Johannisbrotkernmehl geliert etwa fünfmal besser als Stärke. Es bindet das 80 bis 200-fache seines Eigengewichtes an Wasser. In heißem Wasser ist es vollständig löslich, in kaltem Wasser quillt es stark auf. Diese Eigenschaften machen es zusammen mit Guarkernmehl zu dem am häufigsten eingesetzten Dickungsmittel. Es bildet stabile Gele, die auch durch Hitze, Säure und Salze nicht verändert werden. Die Viskosität ist deutlich geringer als bei Guarkernmehl und Tarakernmehl die eine ähnliche Zusammensetzung haben und liegt nur bei 1000 bis 3000 cpi.

Johannisbrotkernmehl ist allgemein zugelassen, außer für getrocknete Lebensmittel, denen zum Verzehr Wasser hinzugefügt werden. Verwendet wird es unter anderem für Backwaren, Konfitüre, Obst und Gemüsekonserven. Vor allem aber für Speiseeis und Milchprodukte. Neuerdings wird es auch als Backhilfsmittel für glutenfreies Brot verwendet. Johannisbrotkernmehl ist auch für Bio-Lebensmittel zugelassen.

Es gibt den Verdacht, dass Personen, die allergisch auf Soja reagieren, auch allergisch auf Johannisbrotkernmehl reagieren. Johannisbrotkernmehl ist unverdaulich. In übermäßiger Zufuhr wirkt es abführend und verringert die Eiweißaufnahme. Es soll aber auch die Cholesterinaufnahme aus dem Darm verringern und so den Cholesterinspiegel senken.

E412: Guarkernmehl

Guarkernmehl oder Guaran, Gurargummi oder nur Guarmehl wird aus den getrockneten Samen der indischen Guarbohne gewonnen. Das Mehl bindet sehr große Wassermengen bildet zähflüssige Gele. Diese sind unempfindlich gegenüber mechanischen Kräften (Schütteln), Zucker reduziert jedoch die Gelierfähigkeit. Guarkernmehl verhindert in Eis die Bildung von Eiskristallen und verbessert das Schmelzverhalten. Es wird auch in energiereduzierten Nahrungsmitteln eingesetzt, um eine sahnige, cremige Konsistenz zu erreichen.

Die gelbildende Substanz ist ein Kohlenhydrat aus der Klasse der Galactomannane. Diese kommen auch in Johannisbrotkernmehl und Tarakernmehl vor. Daneben enthält es noch 5 % Eiweiß, 2,5 % Rohfasern und 1 % Mineralstoffe. Guarkernmehl ist ein bräunliches Mehl, das zwei bis achtmal stärkere Gele als Stärke bildet. Sie sind hoch scherstabil und verlieren beim Gefrieren weniger an Bindungsfähigkeit als Stärke. Guarkernmehl hat eine Viskosität von 2000 bis 8000 cpi, im Handel werden meist Mehle mit 3500 und 5000 cpi vertrieben. Guarkernmehl unterscheidet sich vom chemisch ähnlichen Johannisbrotkernmehl durch seine Fähigkeit schon kalt zu gelieren und seine höhere Viskosität.

Oftmals wird es mit Johannisbrotkernmehl kombiniert und zählt zu den am meisten eingesetzten Verdickungsmitteln. Eingesetzt wird es wie Johannisbrotkernmehl und durch die chemische Ähnlichkeit steht es auch im Verdacht, mit Soja Kreuzallergien zu verursachen. Es enthält als nicht raffiniertes Pflanzenmahl zahlreiche Substanzen, die als Allergen bekannt sind, wie Saponine. Durch das Erhitzen bei der Gewinnung wird, deren allergene Wirkung abgeschwächt aber sie ist noch vorhanden. Guarkernmehl ist wie die meisten Verdickungsmittel unverdaulich. Guarkernmehl hat einen deutlichen Eigengeschmack, der nicht unangenehm ist, aber auffällt. Der typische Geschmacksunterschied von Sprühsahne zu normaler Schlagsahne beruht z. B. auf dem Guarkernmehl.

Guarkernmehl ist auch Bestandteil zahlreicher Schlankheitsmittel als gelbildender Ballaststoff. Die FDA hat diese Anwendung, bei der erheblich größere Mengen aufgenommen werden, als über Nahrungsmittel als riskant eingestuft. In großen Mengen gibt es Reizungen von Speiseröhre, Magen und Darm und Darmbeschwerden, da das unverdauliche Kohlenhydrat von den Darmbakterien abgebaut wird und so Gase entstehen, die zu Blähungen und Druckschmerzen führen. Trotzdem wurde auch seitens der FDA kein Grenzwert festgelegt.

E413: Traganth

Traganth (auch Tragant, Tragantgummi oder Gummitragant) wird aus dem Pflanzensaft des asiatischen Astragalus-Strauches gewonnen. Der Strauch wird vor allem im Iean, der Türkei, Indien und Pakistan kultiviert. Er enthält ein Kohlenhydrat mit sehr hohem Wasserbindungsvermögen, das auch Emulsionen stabilisieren kann. Eingesetzt wird es auch in stark sauren Lebensmitteln, da die Bindekraft auch bei Säurezugabe erhalten bleibt. Traganth besteht aus einem wasserlöslichen Kohlenhydrat und einem wasserunlöslichen Molekül, das auch Säuregruppen beinhaltet. Dieses hat sehr gute Quelleigenschaften. Die Viskosität ist abhängig von der Schergeschwindigkeit, es wird also flüssiger, wenn man eine Lösung rührt. Die Viskosität ist mit 700 bis 900 cps relativ gering. Die Gewinnung von Traganth ist jedoch sehr teuer. Zudem hängen die Eigenschaften stark von der Verarbeitung des Pflanzenmaterials ab, sodass sich Traganth von verschiedenen Provinzen deutlich im Einsatzgebiet unterscheidet. Traganth wird daher meist dann eingesetzt, wenn andere pflanzliche Dickungsmittel ausscheiden.

Im Tierversuch wirkte Traganth als starkes Allergen. Das unverdauliche Kohlenhydrat ist zugelassen für alle Lebensmittel, wird jedoch nur selten eingesetzt. Vor allem für Suppen, Salatdressings, Soßen und Majonaise (Stabilisierung der Emulsion), Fertiggerichte, Gebäck, Gebäckfüllungen, Speiseeis (weichere Konsistenz) und Desserts.

E414: Gummi arabicum

Der Pflanzensaft aus afrikanischen Akazienarten wird als Gummi arabicum bezeichnet. Gummi arabicum besteht größtenteils aus Salzen der der Arabinsäure. Gummi Arabicum hat nur geringe Verdickungseigenschaften, aber es ist gut wasserlöslich und bildet Netze, die andere Teilchen einschließen. So wird es weniger zum Verdicken eingesetzt, als vielmehr zum Stabilisieren. Es verhindert das Absinken von Schwebeteilchen und reguliert die Perl-größe in Getränken oder verhindert das Ablagern des schwarzen Farbstoffs von Cola an der Metallwand von Getränkedosen. Eingesetzt wird es unter anderem für Süßwaren, Bier, Tortenguss, Sahnesteif und Getränkepulver. Häufiger findet man es in der Pharmaindustrie, z.B. als Überzug von Tabletten.

E415: Xanthan

Xanthan ist ein sehr universell einsetzbares Verdickungsmittel, das von den Bakterien Xanthomonas carnestris gebildet wird. Diese werden aus einer Zuckerlösung kultiviert. Der Schleim ist gut in Wasser löslich, unempfindlich gegenüber Hitze, Säuren und Basen. Er bildet schon bei kleinen Konzentrationen stabile Gele, die bei höheren Mengen gummiartig werden. Diese sind äußerst stabil und verlieren nur bei Rühren oder Schütteln kurzzeitig etwas an Viskosität. Es erhöht die Wasseraufnahme von Brot und reduziert das „Alt-backenwerden", bildet auf Glas feste Filme, verhindert die Bildung von Eiskristallen in Eis und hält Schwebestoffe in der Lösung. Xanthan wird oft mit anderen Verdickungsmitteln kombiniert. Vor allem mit Johannisbrotkernmehl wirkt es synergistisch. Xanthan hat eine Viskosität von 1200 bis 1600 cps und hat daher eher stabilisierende als bindende Eigen-schaften. Eingesetzt wird das unverdauliche Kohlenhydrat in Backwaren, Suppen, Soßen, Konfitüre, Obstkonserven, Speiseeis, Desserts und Milchmischgetränke, Sauergemüse und Fisch- und Fleischkonserven.

E416: Karaya

Karaya oder Karayagummi ist ein relativ neues Verdickungsmittel. Es wird aus den indischen Stinkbäumen gewonnen und ist geschmacklich nicht neutral. Im Handel sind nur mit etwa 3% Rindenbestandteile versetzte Pulver, die bräunlich gefärbt sind. Die Einsatzgebiete sind daher begrenzt. Karaya hat ähnliche Eigenschaften wie das teurere Traganth und wird häufig als Ersatzstoff für dieses eingesetzt. Es ist jedoch weniger stabil gegen Säuren. Mit dem Calcium in der Milch bildet es durch enthaltene Galacturonsäuren hingegen sehr stabile Gele. Es ist wasserunlöslich, quillt aber durch Wasser stark auf. Daher wird es auch für Klebstoff verwendet. In der Lebensmittelindustrie soll es vor allem Wasser binden.

Zugelassen ist es für: Knabberartikel aus Kartoffeln und Getreide, Füllungen und Überzüge von Kuchen und Keksen, Desserts, Eierlikör und Nahrungsergänzungsmitteln.

Es hat eine abführende Wirkung und wird auch medizinisch als Abführmittel eingesetzt. Bei eingeatmeten Karayamehl oder sehr hoher Aufnahme (Einsatz als Abführmittel) wurden allergische Reaktionen beobachtet.

E417: Tarakernmehl

Das Mehl aus dem Samen des Tarastrauches aus Ecuador enthält ein Kohlenhydrat mit ähnlichen Eigenschaften wie die Verdickungsmittel Johannisbrotkernmehl und Guarkernmehl. Es unterstützt auch die Gelbildung von Agar-Agar, Carrageen und Xanthan und wird daher meist in Kombination mit diesen eingesetzt. Tarakernmehl ist allgemein zugelassen und wird eingesetzt für Backwaren, Konfitüre, Süßwaren, Würzzubereitungen, Überzüge für Fleischerzeugnisse und Speiseeis. Tarakernmehl wird auch als Taragummi gehandelt. Tarakernmehl ist kalt löslich, die Viskosität steigt bei Erhitzen aber an und kann 4000 bis 6500 cps erreichen, ein relativ hoher Wert.

Es gibt bisher keine Berichte über Allergien durch Tarakernmehl. Wie andere Galactomannane kann übermäßiger Konsum aber zu diffusen Darmbeschwerden führen. Tarakernmehl ist auch für Säuglingsnahrung zugelassen und kann in Lebensmitteln ohne Anwendungs- und Mengenbegrenzung eingesetzt werden. Größere Mengen verursachen Durchfall, kleinere Mengen sollen verdauungsfördernd wirken.

E418: Gellan

Ein weiterer neuer Zusatzstoff ist Gellan, es wird aus den Bakterien Pseudomonas elodea gewonnen, die Stärke enzymatisch abbauen. Man erhält ein relativ reines Pulver mit nur geringen Verunreinigungen. Anders als viele andere Dickungsmittel bildet dieses Bakterium kettenförmige Kohlenhydrate, die im Aufbau an die Amylose der Stärke erinnern. Wie die anderen Dickungsmittel kann der Körper dieses Kohlenhydrat aber nicht in seien Bausteine aufspalten. Es ist daher unverdaulich. Das Kohlenhydrat bildet feste Gele, die stabil bei Hitze und Säure sind. Die Viskosität ist in weiten Bereichen durch die Konzentration regulierbar. Gelatine und Gummi arabicum verstärken diese noch. Es verbessert auch die Geliereigenschaften von Xanthan, modifizierten Stärken und Johannisbrotkernmehl. Eingesetzt wird es für Konfitüre, Süßwaren, Füllungen von Backwaren und Überzüge. Durch die Eigenschaft in Anwesenheit von Salzen in den Solzustand überzugehen wird es auch bei Augentropfen eingesetzt, die so durch Kontakt mit der Tränenflüssigkeit länger an der Oberfläche haften.

E425: Konjak

Konjak (auch Konjakgummi) wird in Asien seit Jahrhunderten aus der Wurzel der Teufelszunge gewonnen. Konjak wird für asiatische Nudeln z.B. Glasnudeln eingesetzt. Es bildet langsam sehr feste Gele aus, die stabil gegenüber mechanischen Kräften sind. Konjak besteht aus Galactomannanen, die auch in Johannisbrotkernmehl oder Guarkernmehl vorkommen. Häufig wird es mit Guarkernmehl und Xanthan gemischt, welches es unterstützt. Es bildet langsamer als diese Gele, die jedoch beständiger sind. So ist die Viskosität fein einstellbar. Konjak hat das höchste bekannte Wasserbindungsvermögen aller Dickungsmittel. Es bindet irreversibel die 50-fache Wassermenge des Eigengewichtes. Aufgrund dessen wird es auch in Schlankheitspräparaten eingesetzt, um zu sättigen. Wissenschaftlich belegt ist das eine Aufnahme von 3 x 1 g Konjak mit 1-2 Glas Wasser beim Abnehmen helfen.

Konjak ist allgemein zugelassen für Lebensmittel, mit Ausnahme von getrockneter Nahrung und Gelee-Süßwaren. Hauptquelle in Deutschland sind asiatische Produkte wie Glasnudeln. Größere Mengen an Konjak verursachen Durchfall, Bauchschmerzen und Blähungen.

E426: Sojabohnen-Polyose

Sojabohnen-Polyose wird aus Sojabohnenfasern gewonnen und enthält eine wasserlösliche Mischung aus Cellulose und Hemicellulosen. Das Gemisch ist in kaltem und warmem Wasser löslich bildet jedoch keine Gele, verändert aber das Mundgefühl von Speisen. So werden „Modegetränke" („Smoothies") sämig, Backwaren, die tiefgefroren und in der Mikrowelle erhitzt werden, bleiben weich, da das Polysat Wasser aufsaugt und bindet.

Da Sojabohnen allergisches Potenzial haben und dies auch für den Sojabohnen-Extrakt gilt, darf der Stoff nur Lebensmittel zugesetzt werden, in denen Sojabestandteile erwartet werden können. Dies sind unter anderem Soßen, Nahrungsergänzungsmittel, Backwaren, tiefgefrorene Lebensmittel und orientalische Nudeln. Der Zusatz muss als Allergikerhinweise gekennzeichnet werden.

E440 und E440a: Pektin und amidiertes Pektin

Pektin ist ein unverdaulicher Nahrungsbestandteil von Pflanzen, der vor allem in Kernobst reichhaltig vorkommt. Er ist Bestandteil der Zellwände und wird zumeist aus Apfeltrester, dem ausgepressten Fruchtfleisch von Äpfeln, das bei der Apfelsaftgewinnung anfällt, gewonnen. Es verdickt vor allem Lösungen von sauren Lebensmitteln und Nahrungsmitteln, die Calcium enthalten, wie zum Beispiel Milchprodukte. Eingesetzt wird es in Speiseeis und vor allem in Konfitüre und anderen Fruchtaufstrichen. Dort kann dann bei säurearmen Früchten noch ein Säuerungsmittel wie Zitronensäure zugegeben werden.

E445: Glycerinester aus Wurzelharz

Wird der Ester des hydrophilen Alkohols Glycerin (Bestandteil von Fettmolekülen) mit Harzsäuren der Sumpfkiefer (Pinus palustris) gebildet, so entsteht der Zusatzstoff E445. Die Harzsäuren sind der fettlösliche Teil des Moleküls. Dieser ungewöhnliche Emulgator wird selten eingesetzt. Er dient dazu, Aromen in Getränken zu suspendieren, da er schwerer als Wasser ist und er so die Aromen, die leichter als Wasser sind, im Getränk in Lösung bringen kann. Auch Zitrusfrüchte können damit überzogen werden, um die Schimmelbildung zu reduzieren.

E450-452: Diphosphate, Triphosphate und Polyphosphate

Dies sind Salze der Phosphorsäure. Diphosphate enthalten zwei kondensierte Phosphorsäuren, Triphosphate drei und Polyphosphate mehrere. Sie sind keine Emulgatoren im klassischen Sinne, da sie keinen unpolaren, fettlöslichen Molekülbestandteil beinhalten. Ihre wichtigste Eigenschaft ist, dass sie Komplexbildern sind. Sie verhindern das Ausfällen schwerlöslicher Calciumverbindungen, dafür werden sie in Speiseeis und Desserts eingesetzt. In Wurst bewirken sie ein Aufquellen des Eiweißes, da sie sich an die hydrophilen Gruppen der Proteine binden. Sie verändern deren Polarität. Die Wasseraufnahmefähigkeit von Fleisch steigt dadurch an. Sie sind daher klassische Kutterhilfsmittel. Bei Schmelzkäse bewirken Phosphate, dass der Käse weich bleibt und nicht verhärtet und so streichzart bleibt.

Phosphate sind in der Diskussion als Lebensmittelzusatzstoffe. Sie kommen natürlich in Lebensmitteln vor, und sind auch essenzieller Bestandteil der Ernährung. Jedoch gibt es in der Natur ein Gleichgewicht zwischen Calcium und Phosphat (aus diesen beiden Substanzen besteht das Calciumphosphat, der anorganische Bestandteil des Knochens). Durch Wurst und anderen Lebensmitteln zugesetztes Phosphat kann erheblich mehr Phosphat aufgenommen werden. Bei Mengen von 1.5 bis 2.5 g Phosphat pro Tag (die DGE-Empfehlung für die Zufuhr liegt bei 0.8 g/Tag) wird eine Verringerung des Blutglucosespiegels beobachtet. In 20 Jahren Forschung konnte eine Störung des Calcium-Phosphatgleichgewichts und die Entkalkung der Knochen durch hohe Phosphatmengen aber nicht nachgewiesen werden. Der Blutcalciumspiegel ist jedoch bei hoher Phosphataufnahme deutlich niedriger als bei ausgeglichener Aufnahme. Deswegen und weil die Erhöhung der Wasserbindungsfähigkeit durch Phosphate oft ausgenutzt wird, um bei der Wurstherstellung Fleisch einzusparen, sind Phosphate in die Kritik geraten. Man kann auf Phosphate verzichten, wenn man das Fleisch, wie dies bei der handwerklichen Produktion der Fall ist, sofort nach der Schlachtung verarbeitet. Da heute aber Schlachtung und Wurstherstellung räumlich getrennt sind und durch die Lagerung das Fleisch an Wasserbindungsvermögen verliert, findet man in fast jeder abgepackten Brühwurst Phosphate. Inzwischen werden Phosphate auch Fisch zugesetzt. Dadurch nimmt er um 10% an Gewicht (Wasser) zu.

E460-E469: Cellulose und Cellulosederivate

Die Zellwand von Pflanzen besteht aus Cellulose. Ein Papiertaschentuch besteht aus reiner Zellulose. Es ist ein natürlicher, unverdaulicher Nahrungsbestandteil. Durch das Verestern mit organischen Säuren kann die Löslichkeit im Wasser besser eingestellt werden. Cellulose und ihre Derivate dienen als Füllstoff, Verdickungsmittel und Trennmittel, um das Verklumpen verhindern.

Unter E460 ist die mikrokristalline Cellulose zugelassen, bei der die Zellulose gespalten wurde, damit man sie nicht sensorisch als Pflanzenfasern wahrnimmt. Verschiedene Derivate findet man unter den Bezeichnungen E461 bis E468. Bei ihnen wurde die Cellulose verethert (mit einem Alkohol chemisch umgesetzt), wodurch sie eine etwas höhere Affinität zu Fett hat oder vernetzt. Diese Derivate werden eingesetzt als Trägerstoff für Aromen, als unverdaulicher Bestandteil in Nahrungsergänzungsmitteln oder als Überzugsmittel. Sie sind auch geeignet als Schaumverhütungsmittel. Alle Celluloseverbindungen sind für den Körper unverdaulich und können als Ballaststoffe angesehen werden. Für die meisten Zelluloseverbindungen gibt es keine Höchstmengenbeschränkung und auch keine Einschränkung in der Verwendung.

Von E461 bis E466 nimmt die Wasserlöslichkeit zu. E463 bis E466 kann man auch als Verdickungsmittel einsetzen. E460 und E468 sind dagegen wasserunlöslich.

E461, Methylcellulose ist ohne Höchstmengenbeschränkung allgemein zugelassen. Es wird als Verdickungsmittel verwendet für Majonaise, Soßen, Ketchup, Desserts und Speiseeis, Fischerzeugnisse, Blätterteiggebäck und energiereduzierte Lebensmittel.

Einen ähnlichen Aufbau hat E462 Ethylcellulose. Sie stabilisiert Wasser/Öl Gemische. Sie wird vor allem bei Arzneimitteln als Füllstoff eingesetzt. Darüber hinaus ist sie häufig Trägerstoff für Aromen und Füllstoff in Nahrungsergänzungsmitteln.

E463, Hydroxypropylcellulose und E464 Hydroxypropylethylcellulose haben ebenfalls emulgierende Eigenschaften. Sie werden für die gleichen Lebensmittel wie E461 eingesetzt.

E465, Methylethylcellulose ist relativ unempfindlich gegen Alkohol. Sie kann daher durch ihre emulgierenden Eigenschaften bei alkoholischen Getränken eingesetzt werden, wo normale Emulgatoren nicht wirksam sind. Methylethylcellulose wird für Desserts und Liköre und energiereduzierte Nahrungsmittel verwendet.

Natrium-Carboxymethylcellulose E466 bildet sehr feste Gele. Sie wird als Synergist eingesetzt, da sie das Verklumpen von heterogenen Stoffgemischen verhindert. Da sie sehr glatte Filme bildet, wird sie auch als Überzugsmittel eingesetzt. Zuletzt ist sie auch ein Schaumstabilisator, z. B. bei locker aufgeschlagenen Cremes oder Desserts. E466 ist für alle Lebensmittel zugelassen wund wird verwendet in Sahne und Sahneerzeugnissen, Kuchenfüllungen, Fruchtzubereitungen, Süßwaren, Nüssen, Speiseeis, Cremes, Desserts, Süßstofftabletten, Fleisch- und Fischerzeugnissen.

Die Nummer E467 wurde für die Natriumcarboxyethylcellulose reserviert. Eine Zulassung gibt es aber derzeit nicht. Vernetzte Carboxymethylcellulose (E468) ist das einzige Cellulosederivat, bei dem es eine Höchstmengenbeschränkung von 30 g/kg Lebensmittel gibt, da die Datenlage für den Menschen noch nicht ausreichend für eine allgemeine Zulassung ist. E468 ist alleine für Süßstofftabletten und Nahrungsergänzungsmittel zugelassen. Vernetzte Carboxymethylcellulose bindet im Darm sehr viel Wasser und führt zu einem weicheren Stuhl.

Enzymatisch hydrolysierte Natrium-Carboxymethylcellulose (E469) wurde soweit modifiziert, dass sie zwar wasserlöslich ist, aber nur wenig eindickt. Sie stabilisiert auch keine Schäume. Sie wird primär genutzt um Fett in Nahrungsmitteln einzusparen, da sie dasselbe cremige Mundgefühl simulieren kann. E469 ist ausschließlich für energiereduzierte Nahrungsmittel zugelassen.

E927 Carbamid

Carbamid ist die chemische Bezeichnung von Harnstoff, dem Endabbauprodukt des menschlichen Eiweißstoffwechsels. Jeder Erwachsene scheidet 10-30 g Harnstoff mit dem Urin aus. Harnstoff schmeckt salzig und hat einen leicht kühlenden Effekt. Er wird synthetisch hergestellt und nicht aus Urin gewonnen. Harnstoff ist nur für zuckerfreie Kaugummis zugelassen, um die Kaueigenschaften zu verbessern, da sonst ohne Zucker der Kaugummi schwer kaubar wäre. Er verbessert auch die Geschmackseigenschaften des Kaugummis. Die Höchstmenge beträgt 30 g/kg Kaugummimasse. Harnstoff wird auch häufig in Kosmetika eingesetzt, um die Hautfeuchtigkeit anzuheben. Diese Produkte haben dann oft ein „urea" im Namen (urea = lateinische Bezeichnung für Harnstoff).

Modifizierte Stärken

Modifizierte Stärken könnten auch zu den Verdickungsmitteln zählen, da dies ein Haupt-einsatzgebiet der Stärke ist. Sie haben jedoch auch andere technologische Einsatzbereiche. Im Wesentlichen sollen die modifizierten Stärken einige Fehler der natürlichen Stärke aus-gleichen. Stärke verliert beim Gefrieren an Bindungsfähigkeit, sie geliert erst, wenn man das Lebensmittel stark erhitzt, was nicht immer möglich ist und sie ist empfindlich gegenüber Scherkräften. Zudem benötigt man relativ hohe Mengen verglichen mit anderen Dickungs-mitteln für eine Lösung mit definierter Viskosität.

Je nach Einsatzbereich kommen dabei unterschiedliche Stoffe zum Einsatz. Modifizierte Stärken sind allgemein zugelassen, Sie sind bei den E-Nummern 1400 bis 1451 zu finden. Neben den chemisch modifizierten Stärken kann auch physikalische modifizierte Stärke eingesetzt werden. Dies ist zum Beispiel gekochte Stärke oder in die Bestandteile Amylose und Amylopektin aufgetrennte Stärke. Physikalisch modifizierte Stärken gelten nicht als Zusatzstoff, sondern können als normale Stärke angegeben werden.

E1404: Oxidierte Stärken

Durch Oxidation der zahlreichen Alkoholgruppen der Bausteine der Stärke zu Säuregruppen wird die Stärke besser wasserlöslich und baut eine stärkere Bindung zum Wasser auf. Oxidierte Stärken (durch Umsetzen von Mais-, Kartoffel- oder Weizenstärke mit Natrium-hypochlorit) binden schon bei niedrigen Temperaturen viel Wasser. Sie bilden zähe Stärke-kleister aus und geben das Wasser kaum wieder ab. Allerdings ist der Kleister empfindlich gegen Calcium und ist so für Milchprodukte nicht geeignet. Eingesetzt wird oxidierte Stärke für Mayonnaise, Dressings und Soßen. Bei Säuglingsernährung gibt es eine Höchstmenge von 50 g/kg Lebensmittel.

E1410-1413: Phosphatierte Stärken

Wird Stärke mit Phosphorsäure umgesetzt, so entsteht ein polares Molekül, das Wasser viel stärker bindet und dieses kaum abgibt. Die entstehenden Stärken sind stabil gegenüber Scherkräften (Rühren), Gefrieren und Auftauen. Die einzelnen Gruppen unterscheiden sich in ihren technologischen Eigenschaften. Monostärkephosphat (E1410) bildet einen sehr zähen Kleister, der bei höheren Temperaturen als bei normaler Stärke entsteht. Er eignet sich zur Unterstützung von Emulgatoren, indem er die Trennung von Wasser- und Ölphasen herabsetzt. Weiterhin verursacht der Kleister ein cremiges Gefühl im Mund und wird daher oft für fettreduzierte Produkte eingesetzt. E1412: Distärkephosphat hat noch mehr

Phosphatgruppen im Molekül, reagiert deutlich schneller, und bei tieferer Temperatur mit dem Wasser. E1413: Phosphatiertes Distärkephosphat ist chemisch intermolekular vernetzte Stärke, sie bildet noch leichter Gele. Phosphatierte Stärken werden eingesetzt für Dressings, Fruchtfüllungen, Puddingpulver, Soßen und Trockensuppen. Brot und Backwaren.

E1414-1422: Acetylierte Stärke

Umsetzung der Stärke mit Essigsäure führt zur acetylierten Stärke (E1420), sie verkleistert bei niedrigeren Temperaturen als normale Stärke und bindet das Wasser auch bei niedrigen Temperaturen. Der Kleister ist jedoch nicht stabil gegen Hitze, Säuren und mechanischen Kräften. Er ist relativ dünnflüssig und kann zu Filmen ausgezogen werden.

Diese Nachteile hat acetyliertes Distärkephosphat nicht (E1414) – es vereint die positiven Eigenschaften beider Modifikationen. Es bildet zähflüssige Kleister, die gefrierstabil und beim Rühren stabil sind. Diese positiven Eigenschaften hat auch Acetyliertes Distärkeadipat, (E1422), bei der die acetylierte Stärke mit der Adipinsäure umgesetzt wird. Sie bildet Gele, die sehr gut verdicken. Acetylierte Stärken werden eingesetzt für Tiefkühlprodukte, Suppen, Soßen, Desserts, Käse und Schmelzkäse, Süßwaren, Backwaren und Füllungen für Backwaren.

E1440+E1442 Hydroxypropylstärke

Hydroxypropylstärke (E1440) und phosphatierte Hydroxypropylstärke (E1442) bilden recht stabile Gele, die das gebundene Wasser auch bei Hitze und Kälte fest gebunden halten. Der Kleister ist klar und säurestabil. Diese Stärken sind geeignet für Produkte, die sterilisiert oder tiefgefroren werden. Sie werden eingesetzt für Tortenfüllungen, Salatsoßen, Fertigprodukte und Kaugummi.

E1450: Stärkenatriumoctenylsuccinat

Umsetzung der Stärke mit Bernsteinsäure führt zu einer Stärke, die in kaltem Wasser löslich ist, und Kleister in kaltem Wasser bildet. Sie hat weiterhin die Eigenschaft Schäume stabil zu halten und wird gerne genutzt für Desserts und Cremes, Gebäckfüllungen und Kindernahrung.

E1451:Acetylierte oxidierte Stärke

Diese modifizierte Stärke vereint die positiven Eigenschaften von acetylierter und oxidierter Stärke. Sie wird vor allem für Geleesüßwaren verwendet.

Emulgatoren

Emulgatoren sind Phasenvermittler. Diese technische Bezeichnung bedeutet, sie erlauben es zwei Phasen zu verbinden, die sonst getrennt bleiben würden. Jeder begegnet ihnen im Alltag: Eigelb enthält die Emulgatoren Lecithin und Cholin. Dadurch können sich Wasser und Fett verbinden, was bei der Mayonnaiseherstellung ausgenutzt wird. Ein anderes Beispiel ist die Milch: Das Fett in ihr ist durch Eiweiße umhüllt und schwebt so in kleinen Tröpfchen, anstatt sich als Rahm an der Oberfläche abzuscheiden.

Von der chemischen Struktur bestehen Emulgatoren aus einem Teil, der hydrophil ist, und sich gerne in Wasser lösen würde (hydro = Wasser, phil = lieben hydrophil = wasserliebend). Ein anderer Teil des Moleküls ist lipophil. Er würde sich, wenn er alleine existieren könnte, in Fett auflösen. (Lip = fett, lipophil = fettliebend).

Wird Wasser und Fett mit einem Emulgator gemischt, so ordnen sich die Moleküle so an, dass ein Teil in die Fettphase eintaucht (der lipophile Teil) und ein Teil in die Wasserphase (der hydrophile Teil). Für die Emulgator-Moleküle ist dies der ideale Zustand, weil sie weder in Fett noch in Wasser ganz löslich sind. Die Moleküle sammeln sie so an der Grenzschicht zwischen Wasser und Fett an. Sie stabilisieren so die Emulsion. Gleichzeitig verhindern sie aber auch durch das Umhüllen der Tröpfchen, dass diese sich zu größeren Tropfen formen können. Verrühren sie Öl in Wasser ohne Emulgator, so bilden sich zuerst viele kleine Tröpfchen, die sich jedoch bald zu größeren zusammenballen, bis schließlich der Ölbelag oben schwimmt und das Wasser unten. Da sich beide Stoffe nicht verbinden, versuchen die Fetttröpfchen die Grenzfläche zu minimieren, da dies der energetisch günstigste Zustand ist.

Setzen wir nun einen Emulgator zu. Er wird sich beim Rühren an die Grenzfläche heften, da es für ihn dort am energetisch günstigsten ist, da es der einzige Teil der Mischung ist, wo der lipophile Teil ins Fett, der hydrophile Teil ins Wasser schaut. Dies geht so lange, bis die Emulgator-Moleküle sich alle an der Grenzfläche befinden. Hört nun das Rühren auf, so versuchen die Fetttröpfchen wieder zusammenzulaufen. Da die hydrophilen Teile des Emulgators aber ins Wasser eintauchen, geht dies nicht. Die hydrophilen Teile weisen Fett ab, denn sie lösen sich nicht dort. Mehr noch: Zumeist bauen sie Bindungen zu den umgebenden Wassermolekülen auf, sodass diese einen richtigen Wasserfilm bilden, der von Öl nicht durchdrungen werden kann. Das Resultat ist eine Emulsion: Das Fett schwebt in Form von kleinen Tröpfchen im Wasser.

Emulgatoren werden daher überall dort eingesetzt, wo Fett und Wasser verbunden werden sollen. Milch, Sahne, Mayonnaise, sind natürliche Emulsionen, bei denen Nahrungsbestandteile als Emulgatoren wirken. Darüber hinaus vermitteln Emulgatoren auch bei anderen Phasen, nämlich Fett/Luft und Wasser/Luft, das ist bei aufgeschäumten Produkten,

Eiscreme und Schlagsahne wichtig. Aber auch in Brot werden Emulgatoren zugesetzt. Sie bewirken eine feinere Verteilung der Kohlendioxidbläschen im Teig und verhindern so die Bildung weniger, großer Gasblasen.

Emulgatoren werden auch in zahlreichen fettreduzierten Produkten eingesetzt, wenn Wasser zugesetzt wird, um diese Wasser/Fettmischung zu stabilisieren.

Emulgatoren sind recht einfach aus Substanzen herzustellen, die in der Nahrung oder dem Stoffwechsel auftreten. Wenn beispielsweise Fett aufgespalten wird, so entstehen Mono- und Diglyceride. Das Glycerin ist ein wasserlöslicher Alkohol. Wird das Fett teilweise aufgespalten, so ist eine (Diglyceride) oder zwei (Monoglyceride) der Bindungen frei geworden. Die Fettsäure ist der fettliebende Teil und das Glycerin mit einer oder zwei freien Bindungen der wasserliebende Teil. Dieser Abbau des Fettes findet auch bei der Verdauung statt. Dort entstehen die Mono- und Diglyceride als Abbauprodukte. Sie kommen in kleinen Mengen auch in der Natur vor. Auf diese Weise – die Kombination von natürlichen Stoffen wie organischen Säuren und Alkoholen als hydrophilen Bausteinen, und Fettsäuren oder Fettabbauprodukten als lipophilen Bestandteilen – wird eine große Anzahl von Emulgatoren gewonnen, die unterschiedliche Affinitäten zu Wasser und Fett haben.

Weitere Emulgatoren werden durch Extraktion aus Naturstoffen gewonnen. Das Lecithin in Eigelb wurde schon erwähnt, heute wird es allerdings meist aus Sojabohnen gewonnen. In der E-Nummernliste finden sich die Emulgatoren bei E322, E422 und E470-E495.

E322: Lecithin

Lecithin ist der am häufigsten vorkommende Emulgator in der Natur. Er kommt unter anderem in Eigelb vor. Im menschlichen Körper ist Lecithin Bestandteil des Nervengewebes, Knochenmarks, Herz, Leber und beteiligt beim Cholesterintransport.

Als Emulgator wird Lecithin in vielen Lebensmitteln eingesetzt. Es verbessert die Knet- und Backeigenschaften von Mehlen, reduziert das Spritzen von Margarine beim Erhitzen, verlangsamt das „Altbackenwerden" von Brot. Lecithin stabilisiert das Wasser in Butter, und ermöglicht aus Eigelb und Fett Mayonnaise zu erstellen. Lecithin hat auch antioxidative Eigenschaften und schützt das Fett vor Verderb.

Lecithin wird aus Sojabohnen gewonnen, aber auch Sonnenblumen, Raps, Erdnüsse, Mais und Eigelb sind Lecithinquellen. Oftmals werden Extrakte die lecithinreich sind eingesetzt, um die Deklaration als Emulgator zu vermeiden.

Lecithin ist allgemein zugelassen und wird verwendet für Margarine, Mayonnaise, Schokoladenerzeugnisse, Kuchen, Kekse, Blätterteiggebäck, Instantpulver für Milch- und Kakaogetränke und Säuglingsnahrung.

E431-E436: Polyethylenglykolether

Dies ist eine Gruppe von Stoffen. Ihre besondere Eigenschaft ist, dass durch Wahl der Kettenlänge und der Reaktionspartner die technologischen Eigenschaften in einem sehr breiten Bereich eingestellt werden können. Der einfachste Vertreter E431 ist ein einfacher Ether zwischen Polyethylenglykol und der Fettsäure Stearinsäure.

E432 bis E436 sind komplexere Moleküle, bei denen der Fettalkohol Sorbit mit vier Polyethylenglykolen verestert wird, und einer der Polyethylenglykole noch mit einer Fettsäure. Diese Moleküle bilden durch die vielen Ketten netzartige Strukturen und werden daher gerne in Eiscreme eingesetzt, weil sowohl das Fett im Wasser, als auch die Luft im Eis stabilisiert wird. Über die Kettenlänge kann festgelegt werden, ob der Emulgator eher wasserlöslich oder fettlöslich ist. E431 bis E436 sind Zusatzstoffe, die vom Körper nicht abgebaut werden können und unverdaut wieder ausgeschieden werden.

E442: Ammoniumphosphatide

Diese Verbindungen werden aus Fettmolekülen erhalten, indem eine der drei Fettsäuren abgespalten wird und durch ein Phosphorsäuremolekül ersetzt wird. Dadurch ist der Stoff hydrophiler als Fett. Ammoniumphosphatide sind nur in Schokolade zugelassen, da sie die Fließfähigkeit verbessern und so das Formen und Gießen erleichtern. Im Körper wird der Stoff in die Einzelmoleküle Glycerin, Fettsäuren und Phosphorsäure gespalten. Ähnliche Verbindungen gibt es auch in der Natur.

E444: Saccharoseacetatisobutyrat

Dies ist ein synthetischer Emulgator, der aus dem Zuckermolekül Saccharose (dem Rohr- oder Rübenzucker) und acht Isobuttersäuren besteht. Die acht Isobuttersäuren stehen vom Saccharose-Molekül ab und können so viele Fettmoleküle einschließen. Weiterhin sind die Moleküle klein und haben einen lipophilen und hydrophilen Teil, damit eignen diese Emulgatoren sich hervorragend für einen Verwendungszweck: der Verteilung von ölhaltigen Phasen wie Aromen in Wasser und der Stabilisierung von Trübstoffen in Wasser. Eingesetzt werden sie ausschließlich in nicht alkoholischen Getränken.

E470: Salze von Speisefettsäuren

Die Natrium-, Kalium-, Magnesium- und Calciumsalze von Fettsäuren entstehen, wenn Fett in seine Bestandteile Glycerin und Fettsäuren durch Zusatz von Lauge gespalten wird. Das ist eine Verseifung, und chemisch gesehen handelt es sich dabei um Seife. (Handelsübliche Seife besteht aus den Natriumsalzen der Fettsäuren und Schmierseife aus den Kaliumsalzen). Wie Seife wirken sie als Emulgator. Das Magnesiumsalz hat eine gute Haft-wirkung und wird daher als Trennmittel in Backpulver, Gewürzgranulaten und Dekorzucker eingesetzt. Die anderen Salze werden auch als Trägerstoffe für Aromen und in Süßstoff-tabletten eingesetzt. Bei der Verdauung werden die Fettsäuren zurückgebildet, die auch natürlicherweise bei der Verdauung von Fett entstehen.

E471: Monoglyceride und Diglyceride von Speisefettsäuren

Mono- und Diglyceride finden sich in geringer Menge als Fettbegleitstoffe. Zusammen mit E470 werden sie als Mehlbehandlungsmittel eingesetzt. Sie sorgen dafür, dass die Stärke besser benetzt werden kann und länger ihre Wasserbindungsfähigkeit behält. Brötchen werden dann nicht so schnell „altbacken". Als Zusatz zu Konfitüre verhindern sie das Schäumen durch die Saponine. Als Emulgator werden sie für Schokoladenerzeugnisse, Schlagsahne und Wurstwaren eingesetzt. Da Monoglyceride und Diglyceride auch bei der Verdauung entstehen, gibt es keine Höchstmengenbeschränkung.

E472: Ester von organischen Säuren mit Monoglyceriden und Diglyceriden von Speisefettsäuren

Wird eine der freien Alkoholgruppen des Glycerins mit einer organischen Säure verestert, so kann durch Wahl der Säure die Wasserlöslichkeit erheblich erhöht werden. Damit ist es möglich einzustellen, ob der Emulgator besser Wasser-in-Öl oder Öl-in-Wasser emulgiert.

Derartige Verbindungen gibt es nicht in der Natur, sie werden aber vom Körper im Dünn-darm in ihre Bausteine gespalten, die natürlichen Ursprungs sind. Verwendet werden sie als Säuren Essigsäure, Milchsäure und Zitronensäure.

Die Ester verbinden sich recht gut mit dem Gluten, einem Getreideeiweiß, das als Gerüst-substanz bei Backwaren wichtig ist. Sie werden daher in Backwaren eingesetzt, damit die Krume kleinere Gasblasen aufweist und sie erhöhen die Bissfestigkeit von Nudeln. Verwendet werden sie auch für Margarine und in Desserts zur Emulgierung des Wassers im Fett.

E473: Zuckerester von Speisefettsäuren

Zuckerester von Speisefettsäuren entstehen durch die Reaktion von Saccharose, dem Rohr- und Rübenzucker, mit Fettsäuren. Es entsteht meist ein Gemisch, abhängig von den eingesetzten Fettsäuren. Sie sind schwer löslich, haben jedoch einige besondere Eigenschaften: So verbessern sie die Fließfähigkeit von Schokolade und die Verkleisterungseigenschaften von Stärke. Sie werden für Kaffeeweißer, flüssigen Kaffee, Kuchen, Kekse und Blätterteiggebäck und Süßwaren eingesetzt. Sie sind unverdaulich und können in größeren Mengen abführend wirken.

E474: Zuckerglyceride

Werden nicht die Fettsäuren, sondern die Triglyceride mit Saccharose umgesetzt, so entstehen Zuckerglyceride. Sie haben dieselben technologischen und chemischen Eigenschaften wie E473. Sie werden oft zusammen mit diesen eingesetzt und haben auch dieselben Anwendungsgebiete. Sie sind ebenso unverdaulich und wirken abführend.

E475: Polyglycerinester von Speisefettsäuren

Mehrfache Umsetzung von Glycerin mit Fettsäuren ergibt diesen Emulgator. Seine hervorstechendste Eigenschaft ist, dass er seine Emulgatoreigenschaften auch bei sehr hohen Temperaturen behält. Er wird daher für Fette eingesetzt die erhitzt werden, er verhindert dort das Spritzen und Schäumen.

Weiterhin stabilisiert E475 sehr gut Emulsionen von Luft in Lebensmitteln. Das zweite Einsatzgebiet sind daher feine Backwaren und Kekse, Süßwaren, Desserts und Getränkeweißer. Im Körper wird die Verbindung in Glycerin und Fettsäuren gespalten und die Bestandteile gehen in den Fettstoffwechsel ein.

E476: Polyglycerin-Polyricinoleal

Reagiert Glycerin mit der Rizinolsäure, (die in Rizinusöl vorkommt) zu hochverzweigten Netzen, so entsteht dieser Emulgator mit besonderen Eigenschaften. Er eignet sich sehr gut um wasserhaltige Substanzen gut in Fett zu verteilen, zudem steigert es die Emulgatoreigenschaften von Lecithin. Vor allem aber erlaubt er es sehr dünne, und trotzdem gut haftende Schokoladenüberzüge zu erzeugen und sorgt als technischer Hilfsstoff dafür, dass sich Schokolade von den Blechen leicht ablöst. Zugelassen ist der Emulgator für Schokoladenerzeugnissen, fettreduzierten Brotaufstrichen und Salatsoßen.

Bei der Verfütterung an Ratten wurden im Tierversuch bei sehr hohen Dosen reversible Vergrößerungen von Leber und Niere beobachtet. Bei den Konzentrationen, die in Lebensmitteln vorkommen, gilt Polyglycerin-Polyricinoleal jedoch als unbedenklich.

E477: Propylenglycolester von Speisefettsäuren

Ein Ester aus Propylenglycol und Fettsäuren ist eine synthetische Substanz. In der Natur kommt Propylenglycol nicht vor, allerdings ist die Substanz toxikologisch gut untersucht und gilt als unbedenklich. Sie kommt zum Beispiel in Cremes vor und ist Bestandteil des Futters von Milchkühen.

Propylenglycolester sind nur schwache Emulgatoren. Sie beeinflussen aber die Kristallstruktur von Fett und unterstützen so andere Emulgatoren und sie stabilisieren Schäume oder Lufteinschlüsse, wie zum Beispiel in Rührkuchen. Sie sind daher für Speiseeis, Kuchen und aufgeschäumte Desserts zugelassen.

E479: Thermooxidiertes Sojaöl mit Mono- und Diglyceriden von Speisefettsäuren

Wird Sojaöl auf über 200°C erhitzt, so oxidiert es. Dies ist vergleichbar den Veränderungen beim Frittieren. Es entsteht ein Gemisch von oxidierten Fettsäuren und Spaltprodukten des Fettes. Anschließend wird dieses Gemisch mit Mono- und Diglyceriden verestert. Der entstehende Emulgator stabilisiert sehr gut Ölemulsionen, auch noch bei hohen Temperaturen. Für genau diesen Spezialfall (Herstellung von Fettemulsionen zum Braten) ist es zugelassen.

E481-483: Stearinsäureester mit organischen Säuren

Dies sind Ester der Stearinsäure mit der Milchsäure und Weinsäure. Neben der Eigenschaft Öl in Wasseremulsionen zu stabilisieren, bilden diese Emulgatoren auch Wechselwirkungen mit dem Weizengluten aus. E481 / E482, die Salze der Ester mit der Milchsäure stabilisieren auch Luft in Milch durch Bindung an die Eiweißmoleküle der Milch. Zugelassen sind diese Emulgatoren für Desserts, feine Backwaren, Toastbrot und Knabbererzeugnisse aus Getreide und Kartoffeln.

E491-E495: Sorbitester mit Speisefettsäuren

Dies sind Ester des Zuckeralkohols Sorbit (der auch in zuckerfreien Kaugummis vorkommt) mit den Fettsäuren Stearinsäure, Ölsäure, Palminitsäure und Laurylsäure. Sie haben wie E477 die Eigenschaft die Kristallstruktur von Fett positiv zu beeinflussen und Schaumeinschlüsse zu stabilisieren. Lebensmittel weisen dann ein schaumiges, lockeres Gefühl beim Verzehr auf. Zugelassen sind sie für Desserts, Kuchen, Kekse, Blätterteiggebäck, Speiseeis und Backhefe.

E570 Fettsäuren

Die Fettsäuren selbst sind durch ihre Säuregruppe ebenfalls amphoter, lösen sich also in Wasser oder Fett. Ihre Affinität zu Wasser oder Fett hängt von der Kettenlänge ab. Kurzkettige Fettsäuren sind eher wasserlöslich, langkettige eher fettlöslich. Freie Fettsäuren bekommt man durch Spaltung von Fett in seine Bestandteile Glycerin und Fettsäuren. Je nach Zusammensetzung des Fetts kann man so die technologischen Eigenschaften einstellen. Milchfett enthält viele kurzkettige Fettsäuren, die meisten anderen Fette dagegen vor allem langkettige Fettsäuren. Auch werden Fettsäuren als Überzugsmittel genutzt, das besser haftet als reines Fett und ein Trennmittel.

Füllstoffe und Trennmittel

Trennmittel dienen dazu Lebensmittel, die in Pulverform, kleinen Stücken oder Scheiben vorliegen, zu trennen. Damit verhindern sie, dass Käsescheiben im Aufschnitt nicht verkleben. Pulvrige Produkte wie Würzmischungen bleiben rieselfähig. Backpulver und Pulver oder Tabletten für Sprudelgetränke brauchen Trennmittel, um eine Reaktion des Carbonates und der organischen Säure zu verhindern.

Eingesetzt werden eine Reihe von Substanzen, vornehmlich anorganische Salze, aber auch Stoffe die zu den Wachsen (siehe Überzugmittel) gezählt werden. Der Unterschied liegt darin, dass ein Überzugsmittel fest mit der Oberfläche verbunden ist und nicht von dieser getrennt werden kann.

Ein Trennmittel darf nicht hygroskopisch sein. Eingesetzt werden daher meist die schwerlöslichen Calcium- und Magnesiumsalze sonst leichtlöslicher Verbindungen.

Füllstoffe sind Verbindungen, die einem Lebensmittel mehr Volumen geben, ohne den vom Körper verwertbaren Energiegehalt zu steigern. Dazu werden vor allem unverdauliche Verdickungsmittel eingesetzt. Trennmittel sind in der E-Nummernliste bei Nummer 530-570 und 1200 zu finden.

E343: Magnesiumphosphat

Anders als das Calciumphosphat wird das Magnesiumphosphat nicht als Backtriebmittel eingesetzt. Sein Haupteinsatzzweck ist das Trennen von pulverförmigen Bestandteilen. Es gibt drei Salze: das Monomagnesiumphosphat, das Dimagnesiumphosphat und das Trimagnesiumphosphat. Alle drei Salze haften gut an Lebensmitteln und werden verwendet für Milchpulver und Kaffeeweißer, Trockenpulver für Desserts, Backmischungen, Trockenlebensmitteln in Pulverform und Nahrungsergänzungsmitteln (als Magnesiumquelle).

E535-E538: Ferrocyanide

Eine komplexe Eisenverbindung ist das Ferrocyanid. Es ist eine Cyanidverbindung, die aber sehr stabil ist. Die Magensäure kann daraus kein Zyanid freisetzen, eine Vergiftung ist so ausgeschlossen. Ferrocyanide (E535: Natriumhexacyanidoferrat (II), E536: Kaliumhexacyanidoferrat und E538 Calciumferrocyanid) sind als Stoffe zur Erhöhung der Rieselfähigkeit von Kochsalz mit einer maximalen Konzentration von 20 mg/kg zugelassen.

Kaliumferrocyanid ist zusätzlich zur Weinschönung zugelassen: Es reagiert mit Eisen, Calcium und Schwermetallionen im Wein, die dann ausfallen und abfiltriert werden können. Diese können im Wein Aromafehler und Farbfehler verursachen.

E550-559: Silikate

Aus Silikate besteht ein Großteil der Erdkruste. Je nach Verbindung der Siliziumatome mit dem Sauerstoff und Metallionen entstehen daraus sehr viele Verbindungen, von denen eine Reihe als Füllstoffe eingesetzt werden. Silikate sind unverdaulich. Sie werden unverändert wieder ausgeschieden. Eingesetzt werden:

E551: Siliziumdioxid: Umgangssprachlich ist dies Quarzsand: ein klassisches Trennmittel aber auch ein Füllmittel. Zugelassen ist es für pulvrige Trockenlebensmittel, Käse in Scheiben oder gerieben, Würzmittel, Nahrungsergänzungsmittel, Kochsalz, Kochsalzersatz.

E552: Calciumsilikat, E553 Magnesiumsilikat, E554 Natriumalumniumsilikat, E555 Kaliumaluminiumsilikat, E556 Calciumaluminiumsilikat und E559 Aluminiumsilikat: Sie ähneln ihren chemischen Eigenschaften dem Siliziumdioxid und sind für dieselben Lebensmittel zugelassen.

E553b Talkum: Ein Pulver, das sich geschmeidig, fettig weich anfühlt und sich sehr gut mahlen lässt, ist das häufigste eingesetzte Silikat. Es wird eingesetzt für die gleichen Lebensmittel wie andere Silikate, aber zusätzlich noch für Kaugummi, Reis und die Oberflächenbehandlung von Würsten.

E1200: Polydextrose

Polydextrose ist eine Verbindung aus Zitronensäure, Traubenzucker und Sorbit. Sie kann nur teilweise abgebaut werden und ist kaum süß. Der Energiegehalt beträgt etwa 4-9 kJ/g, abhängig von dem Polymerisationsgrad.

Wegen des geringen Energiegehaltes wird Polydextrose als Füllstoff eingesetzt. Vor allem bei energiereduzierten Lebensmitteln, zusammen mit einem Süßstoff um Süße ohne viel Energie zu erzeugen. Obwohl Polydextrose für alle Lebensmittel zugelassen ist, wird es neben Süßigkeiten und Backwaren nur in viskoseren Getränken eingesetzt.

Geschmacksverstärker

Die Zunge kann fünf Geschmacksrichtungen unterscheiden: süß, sauer, salzig, bitter und Umami. **Unami** ist der jüngste bekannte Geschmack und hat eine fleischig-herzhafte Geschmacksrichtung. Die beiden Aminosäuren Glutaminsäure und Asparaginsäure lösen diesen Sinneseindruck aus. Bausteine der DNA und RNA, die sogenannten Purine, verstärken diesen Eindruck. Glutaminsäure ist eigentlich kein Geschmacksverstärker, sondern die Substanz selbst, die den Sinneseindruck hervorruft. Vanillin und Ethylvanillin sind nicht nur Aromastoffe, sondern auch Geschmacksverstärker für den Süßeindruck.

Der Geschmackseindruck von „salzig" kann durch die Bernsteinsäure (E363) hervorgehoben werden. „bitter" durch Zinkacetat. Einige Süßstoffe (Neohesperidin, Thaumatin, aber auch Acesulfam-K) wirken in kleinen Dosen auch verstärkend auf die Süßwirkung von Zucker und andere Süßstoffe. Eine Besonderheit, aber noch nicht als Lebensmittelzusatzstoff zugelassen sind zwei Proteine, das Curculin und Miraculin. Diese binden an die Geschmacksrezeptoren und erzeugen alleine einen Süßgeschmack, der nach einigen Minuten verschwindet, aber beim Spülen mit Wasser erneut auftritt. Noch bemerkenswerter ist es, dass der Geschmackseindruck durch Zitronensäure verstärkt wird. Wird erst eine Lösung von Miraculin geschluckt und dann Zitronensaft, so hat dieser einen extrem süßen Geschmack. Diese Stoffe könnten als Geschmackswandler eingesetzt werden. Mit Ausnahme von Zinkacetat sind alle Geschmacksverstärker Substanzen, die in der Natur vorkommen. Geschmacksverstärker finden sich in der E-Nummernliste bei E620-640.

E363 Bernsteinsäure

Die Bernsteinsäure ist ein Zwischenprodukt des Stoffwechselkreislaufs. Sie gehört zu den selten eingesetzten Säuren. Meist wird sie wegen der Fähigkeit salzige Noten zu verstärken zugesetzt und zudem ein wenig anzusäuern. Eingesetzt wird sie lediglich bei Desserts, Suppen und Getränkepulver.

E620-E625: Glutaminsäure und ihre Salze

Die Glutaminsäure ist eine der häufigsten Aminosäuren. Manche Eiweiße enthalten bis zu 40% Glutaminsäure. Die freie Aminosäure und ihre Salze, die Glutamate, sind verantwortlich für den Umami-Geschmack. Lange bevor dieser entdeckt war, machte sich dies die Lebensmittelindustrie zunutze. „Fondor" zum Beispiel besteht zu einem großen Teil aus Glutaminsäure. Parmesan, Tomaten, Fische und Soja enthalten natürlicherweise viel Glutaminsäure und werden als Soßen oder Zutaten als natürliche Geschmacksverstärker eingesetzt. Der Zusatz dieser Lebensmittel (zum Beispiel geriebenem Parmesan, Tomatenmark, Sojaextrakt) kann erfolgen, um Aromen zu verstärken, ohne dass man sie als Zusatzstoffe angeben muss.

In Mitteleuropa enthält die Nahrung etwa 1 g Glutaminsäure und 0.3-0.6 g werden zusätzlich als Geschmacksverstärker aufgenommen. In Asien liegt dieser Anteil erheblich höher, durchschnittlich bei 1.7 g/Tag. Die Aufnahme von sehr hohen Mengen (mehr als 10 g in einer Mahlzeit) soll zu dem **„China Restaurant Syndrom"** führen: Die Betroffenen klagen über Kopf- und Gliederschmerzen, Taubheit im Nacken sowie Übelkeit. Nach neueren Erkenntnissen kann Glutamat alleine dies nicht verursachen. Wahrscheinlich ist diese pseudoallerische Reaktion auch durch das in asiatischen Lebensmittel enthaltene Histamin mit verursacht worden.

Für Lebensmittel sind neben E620, der Glutaminsäure auch Mononatriumglutamat E621, Monokaliumglutamat E622, Calciumdiglutamat E623, Monoammoniumglutamat E624 und Magnesiumdiglutamat E625 allgemein zugelassen. Am häufigsten eingesetzt wird das Natriumsalz E621. Die Höchstmenge liegt bei 1-5 g/kg Erzeugnis, abhängig vom Einsatzgebiet. Vor allem findet sich Glutaminsäure in Würzen, Suppen, Soßen, Fertiggerichten, Fleischprodukten, Gemüseerzeugnissen und Knabberartikeln.

E626-E629: Guanylsäure und ihre Salze

Guanylsäure ist ein Abkömmling des Guanins, einem Baustein der DNA und RNA. Hefeexktrakt enthält viel Guanin und wird als Geschmacksverstärker eingesetzt. Guanylsäure verstärkt den Umami-Geschmack. Guanylsäure wird im Körper wie DNA abgebaut, dabei entsteht Harnsäure. Bei Personen, die unter Gicht leiden, ist dieser Abbau gestört und die Harnsäure lagert sich in Gelenken ein. Dieser Personenkreis sollte mit Guanylsäure versetzte Lebensmittel meiden. Neben Guanylsäure (E626) wird auch Dinatriumguanylat (E627), Dikaliuminguanylat (E628) und Calciumguanylat (E629) eingesetzt. Es ist allgemein zugelassen mit einer Höchstmenge von 0.5 g/kg. Eingesetzt wird werden Guanylate in denselben Lebensmitteln wie die Glutamate.

E630-E633: Inosinsäure und ihre Salze

Die Inosinsäure ist ein Abkömmling des Inosins, einem seltenen Bestandteil der RNA. Inosinsäure wird wie die Guanylsäure eingesetzt, hat dieselbe Wirkung und wird genauso abgebaut. Die zugelassene Höchstmenge beträgt 0.5 g/kg und Inosinate werden analog Glutamaten verwendet.

Neben der Inosinsäure (E630) werden auch ihre Salze Dinatriuminosinat (E631), Dikaliuminosinat (E632) und Calciuminosinat (E633) den Nahrungsmitteln zugesetzt.

E634+E635: Ribonucleotide

Wird die DNA und RNA in ihre Bausteine aufgespalten, so bilden sich Ribonucleotide. Diese können wie Guanylsäure und Inosinsäure verwendet werden. Die Höchstmenge beträgt 0.5 g/kg. Ribonucleotide werden seltener eingesetzt und finden sich insbesondere in Würzen, Fertiggerichten und Getränken. Es ist heute allerdings üblich Hefeextrakt einzusetzen, um keine Geschmacksverstärkerdeklarieren zu müssen. Stattdessen gilt der Hefeextrakt als „Lebensmittelzutat". Hefeextrakt enthält in großer Menge die Ribonucleotide und Guanylate, aber auch in nennenswerter Menge Glutaminsäure.

E640 Glycin

Glycin ist eine weitere natürliche, einfache Aminosäure, die selbst leicht süßlich schmeckt. Sie rundet daher auch den Geschmack von Süßstoffen ab. Glycin ist allgemein ohne Höchstmengenbegrenzung zugelassen und wird für Süßstofftabletten, Suppen, Soßen, Fleischerzeugnissen und vor allem Würzen verwendet.

E650: Zinkacetat

Das Salz der Essigsäure (E260) mit Zink verstärkt vor allem bittere Geschmacksnoten. Es hat eine adstringierende Wirkung, bewirkt ein Zusammenziehen des Zungengewebes. Zinkacetat ist lediglich für Kaugummi zugelassen, mit einer Höchstmenge von 1000 mg/kg. Es wird auch diätetischen Lebensmitteln zugesetzt, dann aber zur Zinkanreicherung und nicht als Zusatzstoff.

Süßungsmittel

Zucker hat eine ambivalente Wirkung auf uns. Zum einen mundet er uns, viele Speisen, die nicht richtig süß sind, brauchen zumindest etwas Zucker zur Geschmacksabrundung. Zum anderen hat er genauso viel Energie wie reine Stärke, sättigt aber kaum. Der stark angestiegene Zuckerkonsum wird auch für den Anstieg der Übergewichtigen verantwortlich gemacht. Weiterhin ist Zucker zumindest bei Süßigkeiten, die lange gelutscht werden, oder leicht an den Zähnen haften, verantwortlich für Karies. Daher gibt es nicht wenige Stoffe die Zucker in Lebensmitteln ersetzen sollen. Das klingt sehr einfach, ist es aber nicht. Wir haben auf der Zunge einen Rezeptor, den für uns angenehmen, reinen, Süßeindruck, erhalten wir nur durch den Rohr- und Rübenzucker, chemisch Saccharose. Selbst chemisch ähnliche natürliche Zucker wie Fructose schmecken süß, aber irgendwie „anders". Dazu kommt, dass keine der Alternativen die gleiche Süßkraft wie Zucker aufweist. Die meisten natürlichen Zucker eine deutlich geringere (Extremfall: der Milchzucker der kaum noch süß schmeckt). Das ist wichtig, weil bei vielen Rezepten Konsistenz und Volumen von der zugesetzten Zuckermenge abhängt.

Süßungsmittel zerfallen in zwei Gruppen, die sind Zuckerersatzstoffe, die zweite Gruppe sind die Süßstoffe. Zuckerersatzstoffe sollen Zucker allgemein ersetzen, d.h. nicht nur seine Süßkraft, sondern auch seine technologischen Wirkungen (Bindung von Wasser, gibt Volumen). Zuckerersatzstoffe haben daher in etwa die gleiche Süßkraft wie Zucker. Süßstoffe ersetzen nur den Süßgeschmack und haben eine sehr viel höhere Süßkraft. Süßungsmittel finden sich in der Liste bei E420-421 und E950-E970.

Zuckerersatzstoffe

Nicht alle Zuckerersatzstoffe sind Zusatzstoffe. Der Gesetzgeber stuft nur Zuckeralkohole so ein. Andere Zucker wie z. B. Fruchtzucker, Invertzucker (Glucose+Fructosegemisch 50:50) oder Stärkehydrolysate (je nach Fructosegehalt als Glucosesirup, Glucose-Fructosesirup und Fructosesirup) gehandelt gelten als Lebensmittel.

Zuckeralkohole entstehen durch Hydrierung von Zuckern. Sie kommen teilweise natürlich vor, werden heute aber meist aus Zucker hergestellt. Zuckeralkohole werden wie die Kohlenhydrate im Stoffwechsel umgesetzt. Ihr Energiegehalt beträgt rund 10 kJ/kg. Allerdings mit großen Schwankungen (genannt werden Energiewerte zwischen 6,3 und 14 kJ/g). Die Süßkraft ist unterschiedlich, liegt jedoch in der Regel unterhalb der des Rübenzuckers. Ernährungsphysiologisch liegt ihr Vorteil in der weitgehend unabhängigen Verstoffwechselung von der Glucose – Sie beeinflussen den Glucosespiegel im Blut kaum. Weiterhin können die Bakterien in der Mundflora diese Stoffe kaum oder gar nicht abbauen – sie sind daher nicht kariogen. Allerdings ist auch die Aufnahme im Darm verzögert, sodass beim Verzehr größerer Mengen die Zuckeralkohole noch im Dickdarm ankommen können. Dort werden sie von den Bakterien vergärt und können abführend wirken. Produkte mit einem Gehalt von mehr als 10% Zuckeralkoholen müssen daher den Hinweis tragen „**kann bei übermäßigem Verzehr abführend wirken**". Zahlreiche Zuckeralkohole sind hygroskopisch (ziehen Wasser aus der Luft an) und werden auch als Feuchthaltemittel eingesetzt. Zuckeralkohole kann man an ihrem Namen erkennen: er endet auf „it". Bei Zuckern endet er dagegen auf „ose". Bedingt durch den negativen Ruf des Zuckers hat der Einsatz von Zuckeralkoholen stark zugenommen. Sie sind mittlerweile auch für den Endverbraucher erhältlich, dann jedoch meistens nicht unter der chemischen Bezeichnung, sondern einem Fantasienamen, der besser klingt. Xylit, dass aus Holzgummi einem Holzbestandteil gewonnen wird, wird z. B. als „Birkenzucker" verkauft, obwohl Birken natürlich keinen Zucker enthalten, nur wird Birkenholz als Rohstoff eingesetzt.

Alle Zuckeralkohole sind ohne Höchstmengenbeschränkung zugelassen für energiereduzierte bzw. zuckerfreie Desserts, Eis, Süßwaren und Kaugummi, Soßen, Senf und Nahrungsergänzungsmittel. Sehr oft werden sie für zuckerreduzierte Nahrungsmittel anstatt Zucker eingesetzt. Da sie aber Energie enthalten und viele Zuckeralkohole auch eine geringere Süßkraft als Zucker aufweisen, bedeutet eine Zuckerreduktion um 30% (Mindestanforderung um mit der Reduktion zu werben) nicht, dass die Energiemenge um 30% reduziert ist. Sie dürfte nur leicht sinken, es gibt sogar einige abschreckende Beispiele, wo sie höher als bei einem vergleichbaren Produkt mit Zucker ist.

Die folgende Tabelle informiert über die Eigenschaften von Zucker und Zuckeralkoholen. Die Süßkraft wird relativ zu Rübenzucker angegeben und ist von der Konzentration, bei Sirup aber auch von der Zusammensetzung abhängig.

Zucker	Relative Süße	Einfluss auf den Blutglucosespiegel	Kariogen	Wirkt abführend
Saccharose	1,00 (Definition)	Mäßig	Ja	Nein
Glucose	0,5-0,6	Hoch	Ja	Nein
Fructose	1,1-1,7	Gering	Ja	Nein
Lactose	0,2-0,6	Mäßig	Ja	Ja
Maltose	0,3-0,6	Hoch	Ja	Nein
Glucosesirup	0,3-0,5	Hoch	Ja	Nein
Fructosesirup	0,8-0,9	Gering	Ja	Nein
Mannit	0,4-0,5	Klein	Leicht kariogen	Ja
Sorbit	0,4-0,5	Klein	Leicht kariogen	Ja

Zucker	Relative Süße	Einfluss auf den Blut-glucosespiegel	Kariogen	Wirkt abführend
Xylit	1,0	Klein	Nein	Ja
Isomalt	0,5	Gering	Nein	Nein
Maltit	0,6-0,9	Gering	Nein	Ja
Lactit	0,3-0,4	Kein Einfluss	Nein	Ja, stark
Erythrit	0,6-0,8	Kein Einfluss	Nein	Ja, stark

E420 Sorbit

Sorbit ist ein Zuckeralkohol, technisch wird er gewonnen durch Hydrierung von Glucose. Er kommt natürlicherweise in Pflaumen vor. Sorbit wird weitgehend unabhängig von der Glucose verstoffwechselt, beeinflusst den Insulinspiegel kaum, und hat etwa 50% der Süßkraft von Saccharose. Er ist nicht kariogen und der meist eingesetzte Zuckerersatzstoff in Kaugummis und zuckerfreien Bonbons. Große Mengen an Sorbit wirken abführend. Sorbit ist vergleichsweise preiswert, seine Süßkraft ist jedoch gering.

E421: Mannit

Mannit ist ein Zuckeralkohol, gewonnen durch Hydrierung des in der Natur in Pflanzenschleimen vorkommenden Zuckers Mannose. Mannit wird weitgehend unabhängig von der Glucose verstoffwechselt, beeinflusst den Insulinspiegel kaum und hat etwa 70% der Süßkraft von Saccharose. Da er kaum kariogen ist (Bakterien in der Mundflora können aus ihm keine Säuren bilden) wird er in Kaugummis eingesetzt.

E953: Isomalt

Dies ist der Handelsname für Palatinit: Durch mikrobielle Isomerisierung von Saccharose wird der Zucker Isomaltulose gebildet. Isomaltulose wird zu einem Gemisch aus Glucopyranosidsorbit und Glucopyroanosidmannit hydriert. Die Mischung wird als Palatinit bezeichnet. Isomalt beeinflusst den Glucosespiegel in geringem Maße und wirkt kaum abführend. Es ist nicht kariogen, und für dieselben Nahrungsmittel wie Mannit zugelassen. Auch benutzt wird die Bezeichnung Isomaltit. Isomalt ist weit verbreitet in zuckerfreien Bonbons.

E965: Maltit

Wird Stärke in einzelne Bausteine gespalten, so entsteht die Maltose, (Malzzucker) ein Disaccharid. Bei der Hydrierung von Maltose wird der Zuckeralkohol Maltit gebildet. Maltit hat eine hohe Süßkraft: 80% der Saccharose. Maltit wirkt abführend. Die Produktion aus Stärke macht Maltit recht preiswert. Maltit enthält immer noch 23-50% Glucose, so beeinflusst Maltit noch den Insulinspiegel und muss bei der Berechnung von Broteinheiten voll berechnet werden. Daher ist es für Diabetiker nicht geeignet. Maltit ist hygroskopisch und nicht kariogen. Maltit findet sich in vielen „zuckerfreien" Süßigkeiten, meist kombiniert mit einem künstlichen Süßstoff, damit das Nahrungsmittel auch energiereduziert ist.

E966: Lactit

Auch Lactitit ist ein Zuckeralkohol. Lacitit entsteht durch Hydrierung des Milchzuckers Lactose. Das Lactit hat nur eine sehr geringe Süßkraft von 30-40% des normalen Zuckers. Es hat allerdings einen entscheidenden Vorteil: Es wird völlig ohne Insulin verstoffwechselt. Andere Zuckeralkohole beeinflussen den Glucosespiegel leicht oder mäßig, Lactit beeinflusst ihn überhaupt nicht und muss auch nicht zu den Broteinheiten gezählt werden.

Lactit hat eine reine Süße und ist, anders als andere Zuckeralkohole nicht hygroskopisch und nicht kariogen. Lactit ist für die gleichen Lebensmittel wie andere Zuckeralkohole zugelassen, wird aber auch für Zahncreme eingesetzt.

E967 Xylit

Ebenfalls ein Zuckeralkohol, gewonnen durch Hydrierung der in der Natur vor allem im Holz vorkommenden Xylose. Xylit wird weitgehend unabhängig von der Glucose verstoffwechselt, beeinflusst den Insulinspiegel kaum, und hat die gleiche Süßkraft wie die Saccharose. Er ist nicht kariogen. Große Mengen an Xylit wirken abführend. Xylit ist relativ teuer, wird wegen der nicht kariogenen Wirkung vornehmlich in Kaugummis eingesetzt, jedoch kaum dort, wo viel Zucker ersetzt werden muss. Weiterhin hat Xylit einen deutlich kühlenden Effekt. Xylit ist zusätzlich zu den Lebensmitteln, für welche die anderen Zuckeralkohole zugelassen sind, auch für Kekse und Kuchen erlaubt. Xylit wird im Handel als „Birkenzucker" vertrieben.

E968: Erythrit

Erythrit ist ein relativ neuer Zuckeralkohol, der aus der Erythrose, einem Zucker mit nur vier (anstatt sechs wie bei den meisten anderen Kohlenhydraten) Kohlenstoffatomen gewonnen wird. In geringer Menge kommt Erythrit in Pflaumen und Melonen, Pilzen und Käse vor. Die Süßkraft beträgt 60-80% des Rübenzuckers. Er wird durch Vergärung von Haushaltszucker durch bestimmte Pilze gewonnen. Erythrit kann in vielen Lebensmitteln eingesetzt werden. Oft wird es in Fruchtzubereitungen mit verringertem Zuckergehalt eingesetzt. Für Fruchtsäfte darf es nicht eingesetzt werden.

Erythrit hat auch andere Eigenschaften, die technologisch nützlich sind, und wird als Geschmacksverstärker, Trägerstoff, Feuchthaltemittel, Stabilisator und Komplexbildner eingesetzt. Größere Mengen wirken abführend, doch nicht in dem Maße wie bei anderen Zuckeralkoholen.

Süßstoffe

Die zweite Gruppe der Süßungsmittel sind Stoffe die eine viel höhere Süßkraft als Zucker haben. Die meisten sind synthetischen Ursprungs, allerdings sind auch Stoffe zugelassen, die in Pflanzen vorkommen und sehr hohe Süßkraft haben. Einige Verbindungen sind hitzestabil, andere verlieren beim Erhitzen ihre Süßkraft.

Süßstoffe erscheinen als die Lösung beim Einhalten der Energiezufuhr und der Beschränkung der Zuckeraufnahme. Von einem Süßstoff spricht man, wenn der Stoff mindestens die zehnfache Süßkraft von Zucker hat. Daher kann man mit ihnen den Energiegehalt eines Lebensmittels enorm reduzieren. Es gibt eine Reihe von Mythen über Süßstoffe. Wie andere Ernährungsmythen haben sie eine lange Lebensdauer. Der älteste Mythos: Süßstoffe verursachen Krebs!

Nun ist in der Tat seit 1969 der Süßstoff Natriumcyclamat in den USA verboten, er blieb dagegen bei uns zugelassen (er ist unter anderem Hauptbestandteil der Süßstofftabletten und wird immer dann eingesetzt, wenn die Süße hitzebeständig sein muss). Tierversuche eines Labors in den USA zeigten, dass er Blasenkrebs verursachte, was natürlich auch in Europa zur Überprüfung von Cyclamat führte. Nur konnte man dort nichts feststellen, auch nicht im Tierversuch unter denselben Bedingungen. Wiederholungen der Tests in den USA seitens der FDA konnten das Ergebnis ebenfalls nicht reproduzieren. Es zeigte sich später, dass es nicht am Cyclamat lag, sondern einer Verunreinigung aus dem Herstellungsverfahren. Bei einem eingesetzten Verfahren entsteht als Nebenprodukt 2-Cyclo-hexen-1-on, welches in kleinen Mengen in den Tabletten vorhanden und krebserregend war. Nachdem die meisten Hersteller das europäische Verfahren adaptiert hatten und die FDA (Food and Drug Administration) mehrere Studien durchgeführt hatte, wurde Cyclamat 1984 wieder als unbedenklich eingestuft. Der Empfehlung der FDA zur erneuten Zulassung folgte der Gesetzgeber aber nicht.

Saccharin wurde 1977 ebenfalls kurzzeitig verboten. Wegen der Kritik an der Studie wurde das Verbot aber sehr schnell wieder aufgehoben. Es zeigte sich, dass Saccharin keine Tumore auslöst, aber die Bildung fördert, wenn andere krebserregende Substanzen anwesend sind. Nur benötigt man dafür sehr hohe Mengen. Bei den Dosen, die üblicherweise in Lebensmitteln vorhanden sind, besteht diese Gefahr nicht.

Cyclamat und Saccharin sind zwei sehr alte Süßstoffe (Entdeckung 1878 und 1937). Sie wurden erst nach Einführung des Lebensmittelrechtes genauer untersucht. Die neueren Süßstoffe durchliefen (mit Ausnahme von Aspartam) ein Zulassungsverfahren, bei dem auch die Gesundheitsgefahren untersucht wurden. Sie gelten als unbedenklich.

2009 wurde Aspartam überprüft, ein Süßstoff, der aus zwei Aminosäuren und Methanol besteht, also eigentlich natürlichen Stoffen oder Substanzen. Auch hier ergaben sich keine Hinweise für Krebs. Der Grund für die Überprüfung war auch kein konkreter Verdacht, sondern dass die EU-Kommission meint, jeder Zusatzstoff müsste überprüft werden, auch wenn er fast natürlich ist. Bei Aspartam wurden, als er zugelassen wurde, nur verschiedene Studien ausgewertet, aber nicht wie bei anderen Zusatzstoffen ein formelles Untersuchungsverfahren gestartet. Die Untersuchung ergab, dass Aspartam unbedenklich ist.

In der Diskussion ist auch, ob Süßstoffe nun wirklich Kalorien sparen. Süßstoffe sind Bestandteil von Masthilfsmitteln bei der Schweinezucht. Auf gut deutsch: Schweineferkel nehmen schneller zu, wenn Süßstoffe im Futter enthalten sind. Dies wurde relativ kritiklos auf den Menschen übertragen. Es wurde auf die Ähnlichkeit des Schweins in zahlreichen biologischen Parametern verwiesen und postuliert, dass Süßstoffe dem Körper signalisieren, dass nun ein leicht verfügbarer Energieträger, der Zucker kommt. Da dies nicht der Fall ist, würde der Insulinspiegel sinken, was zu Heißhunger führt.

Die Wahrheit ist jedoch eine andere. Zum einen wurde der postulierte Mechanismus nicht entdeckt. **Süßstoffe verändern nicht den Insulinspiegel**. Er steigt nicht vorsorglich an, weil Zucker erwartet wird und er sinkt nicht ab, wenn es dann Süßstoffe gibt. Der Körper reagiert nicht auf den Süßeindruck, sondern nur auf tatsächlich im Blut vorhandene Glucosemoleküle. Der zweite Einwand ist die Unkenntnis der Ferkel und ihrer Bedürfnisse. Die Milch von Sauen ist wie jede Muttermilch süß, und wenn das nun anschließende Mastfutter genauso süß ist, dann essen die Ferkel es lieber, weil es sie an die Muttermilch erinnert. Süßstoffe werden einfach deswegen eingesetzt, weil dies billiger ist, als Zucker zuzusetzen. Wichtig ist nur der Süßgeschmack. Nicht süßes Futter wird von den Ferkeln weniger konsumiert. Sind die Ferkel größer, so fressen sie auch ungesüßtes Futter, und die nun eingesetzten Futtermittel enthalten folgerichtig auch keine Süßstoffe mehr. Denselben Effekt kennt man aber auch von Kleinkindern, die einen ungesüßten Brei weitaus weniger gerne essen als einen gesüßten.

Zu anderen Argumenten, die angeführt werden, gehört z. B. die Tatsache, dass in den USA mehr Süßstoffe eingesetzt wurden, aber der Anteil der Dicken stetig anstieg. Allerdings steigt er in den USA auch dann an, wenn Süßstoffe ein negatives Image haben und der Konsum zurückgeht.

Es gibt beim Menschen bisher **keinen Nachweis, dass Süßstoffe dick machen.** Zahlreiche Untersuchungen konnten bisher nicht nachweisen, dass man durch Süßstoffe mehr isst. Daher ist meine Empfehlung, falls Sie es noch nicht getan haben, auf mit Süßstoff gesüßte Getränke umzusteigen. Limonade, aber auch Fruchtnektare und andere Getränke wie gesüßte Tees und Milchgetränke enthalten relativ viel Zucker, typisch 8-10 g pro 100 ml, was bis zu 100 g Zucker bei einem täglichen Konsum von 1 l ergibt. Das entspricht aber schon einem Fünftel des Energiebedarfs einer Frau mit einer typischen Bürotätigkeit und mehr Zucker, als von der DGE empfohlen wird (60 g pro Tag). Daher wird der Konsum von Limonade auch für den immer größer werdenden Anteil an übergewichtigen Kindern verantwortlich gemacht. Zwar wird gerne darauf verwiesen, dass natürliche Säfte wie Apfel- und Orangensaft in etwa genauso viel Zucker enthalten, Traubensaft sogar noch mehr. Nur gibt es einen Unterschied: Die wenigsten von uns würden in dieser Menge Säfte konsumieren und dann wahrscheinlich meistens verdünnt als Schorle. Genauso kann man Getränke auch selbst mit Süßstoff süßen, z. B. Kaffee oder Tee.

Was allerdings auch von Ernährungsexperten kritisch gesehen wird, ist, dass die mit Süßstoff gesüßten Getränke immer noch genauso süß sind wie die herkömmlichen. Postuliert wird eine Gewöhnung an eine gewisse Süße. Als Folge soll man dann insgesamt zu viel Zucker verzehren. Vor allem bei Kindern prägt ein zu hoher Zuckerkonsum diese fürs Leben. Ob das tatsächlich zutrifft, ist noch nicht wissenschaftlich bewiesen. Was hingegen bewiesen ist, ist, dass der **Süßgeschmack das Belohnungssystem des Gehirns aktiviert**, was für uns den Reiz von süßen Lebensmitteln ausmacht. Dieser Mechanismus wird durch die Geschmacksrezeptoren ausgelöst, nicht durch die biochemische Natur des aufgenommenen Stoffes, und die positive Rückmeldung gibt es sowohl bei der Aufnahme von Süßstoff als auch Zucker.

Süßstoffe haben keine oder kaum Kalorien, weil sie eine so hohe Süßkraft haben. Sie können daher nur eingesetzt werden, wenn man den Zucker nicht als technologische Zutat braucht, er also z. B. nicht Wasser bindet (Ketchup), feucht hält und Zutaten verbindet (Müsliriegel), Masse ist (Gebäck, Bonbons) oder Mikroorganismen als Nahrung dient (Hefeteig). Die **Zuckeralkohole**, die als Zuckerersatz eingesetzt werden, haben in etwa genauso viel Energie wie der Zucker, den sie ersetzen sollen. Berücksichtigt man die geringere Süßkraft, so sind sie sogar oft energiereicher (man benötigt mehr von ihnen, um ein Lebensmittel zu süßen), weshalb oftmals Zuckeralkohole mit synthetischen Süßstoffen kombiniert werden. Daher sollte man Zuckeralkohole wie Zucker ansehen. Sie haben vor allem Vorteile für den

Hersteller – sie gelten nicht als Zucker, sodass er sein Lebensmittel als „zuckerreduziert" bewerben kann. Bei Süßigkeiten ist wichtig, dass sie nicht oder nur wenig kariogen sind.

Sie finden im Folgenden alle zugelassenen Süßstoffe und ihre Vor- und Nachteile. Der angegebene ADI-Wert ist eine Empfehlung über die maximale Aufnahmemenge (Acceptable Daily Intake). Das Überschreiten des Wertes bedeutet aber nicht, dass man krank wird. Denn der ADI-Wert hat eine Sicherheitsschwelle mit dem Multiplikator 100. Es kommt also erst bei hundertfacher Überschreitung zu beobachtbaren Phänomenen. Die Mengenangaben auf Basis des ADI-Werts beziehen sich auf eine 60 kg schwere Frau.

Die Süßkraft kann oft nur in einem Bereich angegeben werden, da der Körper sowohl Süßstoffe wie auch Zucker nicht linear wahrnimmt. Das bedeutet, 20 g Zucker in einem Liter Wasser werden nicht doppelt so süß wie 10 g Zucker empfunden. Entsprechend gibt es Unterschiede, welche Süßstoffkonzentration als gleich süß wie eine bestimmte Zuckerkonzentration empfunden wird.

E950: Acesulfam-K

Acesulfam ist einer der modernen synthetischen Süßstoffe. Er hat wie Cyclamat einen reinen Süßgeschmack, der schnell einsetzt und schnell wieder vergeht. Acesulfam hat einen ADI-Wert von 15 mg/kg Körpergewicht. 1997 kam der Süßstoff in die Diskussion, da bei Ratten ab einer Fütterung mit 60 mg/kg Körpergewicht Erbgutveränderungen auftraten, allerdings kein Krebs oder eine andere Krankheit. Da Acesulfam-K 200-mal süßer als Zucker ist, entspricht dies beim Menschen dem äquivalent von 700-1000 g Zucker pro Tag, um in die Nähe der Werte zu kommen, die bei Ratten einen Effekt zeigten. Der ADI Wert entspricht der Süßkraft von 180 g Zucker/Tag.

Acesulfam K ist weiterhin zugelassen, da die Ergebnisse dieses einen Labors bisher nicht reproduziert werden konnten. Acesulfam-K ist hitzestabil und wird oft eingesetzt in energiereduzierten Lebensmitteln, vor allem in Getränken, Süßigkeiten, Konfitüre und Desserts.

E951: Aspartam

Aspartam ist eine Verbindung aus zwei Aminosäuren – den Bausteinen des Eiweißes – und dem Alkohol Methanol. Im Körper wird es in diese drei natürlichen Bestandteile gespalten. Als Protein ist Aspartam nicht säure- und hitzestabil. Es verfügt über einen reinen Süßgeschmack und wird daher oft Nahrungsmitteln zugesetzt, die nicht erhitzt werden. Die

Süßkraft ist 200fach höher als die von Zucker. Unter der Bezeichnung „Nutra-Sweet" wird es bei zahlreichen Getränken und Produkten eingesetzt, da es auch Frucht- und Zitrusaromen verstärkt, vor allem in Limonade, Cola, Desserts, Konfitüre, Obstkonserven und alkoholischen Getränken. Sein Süßgeschmack wird als natürlicher als der anderer Süßstoffe beschrieben, weshalb es einer der am häufig eingesetzten Süßstoffe ist. Bedingt durch die Synthese aus natürlichen Stoffen ist es aber nicht langzeitstabil. Er wird auch bei höheren Temperaturen in seine Bestandteile gespalten und eignet sich nicht für Gebäck. Über mehrere Monate verlieren Lebensmittel an Süße. Der derzeitige ADI-Wert von 40 mg/kg Körpergewicht entspricht der Süßkraft von 480 g Zucker.

Personen, die an der seltenen Erbkrankheit Phenylketonurie leiden, sollten Aspartam meiden, da eine der Aminosäuren Phenylalanin ist, welche sie nicht zu sich nehmen sollten. Ein Zusammenhang zwischen mit Aspartam gesüßten Lebensmitteln und Krebsentstehung wurde geprüft, konnte aber nicht verifiziert werden.

E952: Cyclamat

Dieser älteste Süßstoff hat eine etwa 35-mal höhere Süßkraft als Zucker. Die Süßkraft tritt sehr schnell ein und verliert sich genauso schnell wieder. Aufgrund dieses Nachteils wird es oft mit Saccharin kombiniert. Süßstofftabletten enthalten 40 mg Cyclamat/Tablette.

Der ADI-Wert von Natriumcyclamat ist sehr niedrig und liegt bei 7 mg/kg, da es bei extrem hohen Dosen im Tierversuch zu Schädigungen der Hoden kam. Das entspricht bei einer 60 kg schweren Person der Süßkraft von 15 g Zucker oder 10-11 Süßstofftabletten. Cyclamat wird nach und nach durch modernere Süßstoffe ersetzt, ist aber noch zugelassen für energiereduzierte Getränke, Desserts, Brotaufstriche, Obstkonserven und Nahrungs-ergänzungsmittel. Cyclamat ist sehr hitze- und säurestabil.

E954: Saccharin

Saccharin ist neben Cyclamat der älteste bekannte Süßstoff. Er ist 400 bis 500-mal süßer als Zucker und hitzestabil. Saccharin wird meist in Mischungen eingesetzt, da er die Süßkraft von Aspartam und Cyclamat erhöht. Er hat einen leicht metallischen Beigeschmack, dies engt das Einssatzspektrum ein. Süßstofftabletten enthalten 4 mg Saccharin/Tablette.

Vor einigen Jahrzehnten gab es den Verdacht, dass hohe Mengen an Saccharin im Futter bei Ratten Krebs erzeugen könnten. Weitergehende Studien konnten dies jedoch nicht bestätigen. Es gibt einen ADI-Wert von 5 mg/kg, was der Süßkraft von 120 g Zucker oder 75 Süßstofftabletten entspricht.

Neben den auch für andere Süßstoffe zugelassenen energiereduzierten Lebensmitteln wird Saccharin auch zum Süßen von Süßwaren auf Basis von Kakao und Trockenfrüchten, Soßen und Senf, alkoholischen Getränken, Knabbererzeugnissen und Nahrungsergänzungsmitteln verwendet.

E955: Sucralose

Die Sucralose entsteht durch Ersetzen von OH-Gruppen durch Chloratome in normalem Zucker. Es ist ein neuer Süßstoff mit der 600fachen Süßkraft von Zucker. Sucralose wird vom Körper nicht abgebaut, und Ratten vertrugen sie selbst bei Konzentrationen von 22% im Futter über ihr ganzes Leben. Mit einem Sicherheitsfaktor von 100 belegt, ist er zugelassen mit einem ADI-Wert von 15 mg/kg (entsprechend der Süßkraft von 500-700 g Zucker). Zugelassen ist er für energiereduzierte Produkte, unter anderem Getränke, Desserts, Marmeladen und Brotaufstriche, Süßwaren, Obst und Gemüsekonserven, Würzsoßen und Nahrungsergänzungsmittel. Sucralose wird eher selten als Süßstoff eingesetzt.

E957: Thaumatin

Thaumatin ist ein natürliches Protein aus dem afrikanischen Katemfe-Strauch. Es hat eine extrem hohe Süßkraft, die 2500-mal höher als die von Zucker ist, ferner tritt die Süße verzögert ein. Ein leichter lakritzartiger Beigeschmack begleitet den Süßstoff. Er ist nicht hitzestabil und wird vom Körper wie jedes andere Eiweiß verdaut. Zugelassen ist Thaumatin für Kaugummis, Süßwaren, Desserts, aromatisierte Getränke und Eis. Als natürlicher Stoff hat Thaumatin keinen ADI-Wert, also auch keine Höchstmengenbegrenzung.

E959: Neohesperidin DC

Neohesperidin DC ist ein Abkömmling der Flavone. Flavone sind sekundäre Pflanzeninhaltsstoffe, die auch als Farbstoffe eingesetzt werden. Neohesperidin wird aus den Schalen von Grapefruits, Zitronen und Bitterorangen gewonnen. Der Süßgeschmack tritt langsam ein und hält lange an. Neohesperidin hat einen leicht mentholartigen Beigeschmack. Die Süßkraft ist etwa 330 bis 600-mal höher als bei Zucker. In kleineren Dosierungen ist Neohesperidin auch ein Geschmacksverstärker. Der ADI-Wert beträgt 5 mg/kg, das entspricht der Süßkraft von 100 g Zucker. In Deutschland sind nur wenige Produkte im Handel, die diesen Zusatzstoff einsetzen. In anderen EU-Ländern wird er für Mundwasser, Kaugummi, Erfrischungsgetränke und Bonbons eingesetzt.

E960: Stevosid

Stevosid, ein Glykosid der Stevia-Pflanze ist ein Süßstoff, der mit zehn anderen als Gemisch verkauft wird. Obwohl seit Jahrhunderten bekannt, war es in Studien bei Ratten mutagen und senkte die Fruchtbarkeit ab. Diese Studien konnten einer genauen Überprüfung aber nicht standhalten und beim Menschen gab es keine Beobachtung über negative Wirkungen, obwohl Stevia in Paraguay und Brasilien schon als Süßstoff verwendet wird. Seit Dezember 2011 sind Steviaauszüge (Reinheit 90-95%) auch bei uns zugelassen. Die Süßkraft ist 70 bis 450-mal größer als die von Zucker (abhängig von der Konzentration, konzentrierte Lösungen sind weniger süß. Der Süßgeschmack ähnelt sehr Zucker, was hervorgehoben wird, hält deutlich länger an. Stevosid schmeckt aber in höheren Konzentrationen leicht bitter. Es ist temperaturstabil bis 200°C und damit auch zum Backen geeignet. Der ADI-Wert beträgt 4 mg/kg. Das entspricht der Süßkraft von 16,8 bis 108 g Zucker, je nach Dosierung. Stevia ist sehr populär und anders als die meisten anderen Süßstoffe auch als Süßungsmittel frei verkäuflich. Meist wird dann mit „natürlicher Süße der Stevia Pflanze" geworben.

E961: Neotam

Der Jüngste bisher zugelassene (erst seit dem 20.10.2010) Süßstoff ist der mit der bisher höchsten Süßwirkung. Sie ist 7.000 bis 13.000-mal geringer als die von normalem Zucker. Neotam wird aus Aspartam und 3,3-Dimethylbutyraldehyd synthetisiert. Er ist bei neutralem pH-Wert temperaturbeständiger als Aspartam. In klinischen Studien wurde untersucht ob er für Patienten mit Diabetes und Phenylketonurie geeignet ist. Letztere müssen Aspartam wegen der enthaltenen Aminosäure Phenylalanin meiden. Da Neotam erheblich süßer als Aspartam ist, ist die aufgenommene Menge so gering, dass an dieser Krankheit leidende mit Neotam gesüßte Lebensmittel verzehren dürfen, da die Dosierung extrem gering ist. Der ADI-Wert von Neotam beträgt 0-2 mg/kg Körpergewicht. Das entspricht der Süßkraft von 840-1.560 g Zucker.

E962: Aspartam-Acesulfamsalz

Das Aspartam-Acesulfamsalz ist eine chemische Verbindung zwischen Aspartam und Acesulfam. Das Aspartam-Acesulfamsalz ist mit der 350-fachen Süßkraft süßer als die Einzelsubstanzen. Im Körper wird es zu Aspartam und Acesulfam-K gespalten, und es gelten die gleichen Einschränkungen hinsichtlich Anwendungsgebieten und zugelassenen Lebensmitteln wie bei Aspartam und Acesulfam-K selbst.

Backtriebmittel

Als Backtriebmittel werden die gleichen Stoffe eingesetzt wie auch in der Küche, wie zum Beispiel in Backpulver. Backtriebmittel sollen einen Teig auflockern und aufgehen lassen. Das wird erreicht, indem die Substanzen Gase abgeben. Die Gase dehnen sich noch dazu beim Erwärmen aus, wird der Teig fest, so bleibt das Volumen auch nach Abkühlen erhalten. Natürliche Backtriebmittel sind untergerührte Gase (z. B. durch Eischnee, in dem Luft gebunden ist) oder Hefe. Hefe vergärt Kohlenhydrate und bildet dabei Kohlendioxid. Hefe gilt aber nicht als Zusatzstoffe (auch nicht Trockenhefe oder nur die Enzymextrakte aus der Hefe) sondern als Lebensmittel.

Ein Backtriebmittel bestehen aus zwei Komponenten. Das Erste ist ein anorganisches Salz, genauer gesagt, ein Karbonat. Das sind Salze der Kohlensäure, welche bei Säurezugabe Kohlendioxid abgeben, welches den Teig aufgehen lässt. Alle Karbonate können durch Säure zersetzt werden. (Mit ein Grund, warum Sanierungsarbeiten an alten Kirchen nie aufhören).

Da die Teige, in denen diese Backtriebmittel eingesetzt werden, meist nicht sauer sind, ist die zweite Komponente ein Säuerungsmittel. Dies ist entweder eine kristalline organische Säure, wie die Weinsäure, oder ein sauer reagierendes Salz. Meist wird ein sauer reagierendes Salz bevorzugt. Anders als eine Säure senkt es den pH-Wert kaum ab, der Kuchen soll schließlich keine säuerliche Note haben und die Reaktion verläuft langsamer, es soll der Kuchen schließlich im Ofen aufgehen und nicht schon beim Anrühren des Teigs.

Eine optionale Komponente ist ein Trennmittel, welche eine Reaktion in der Verpackung verhindert. Ohne Wasser können aber auch Karbonate und Säure im trockenen Zustand normalerweise nicht miteinander reagieren. Trennmittel überziehen die Oberfläche und verhindern so einen direkten Kontakt oder sie binden Wasser (reagieren schneller mit der Luftfeuchtigkeit als das Backtriebmittel). Dies ist in der Regel Stärke, die Wasser bindet, es können auch andere Salze oder hygroskopische Verbindungen sein.

In wässriger Lösung oder dem wasserhaltigen Teig lösen sich beide Bestandteile des Backtriebmittels auf und können miteinander reagieren. Wie bei anderen Zusatzstoffen haben zahlreiche Stoffe mehrere Einsatzfelder, das gilt vor allem für die organischen Säuren. Außer den unten stehenden Substanzen wird auch E450 Dinatriumdiphosphat im Backpulver eingesetzt. Backpulver besteht aus Natriumhydrogencarbonat (Backsoda, E500) oder Kaliumhydrogencarbonat (E501) als Gas freisetzende Stoffe und Weinsäure (E334), Dinatriumdihydrogendiphosphat (E450a) oder Monocalciumorthophosphat (E341a) als Säureträger.

Die folgende Liste umfasst daher nur die explizit als Backtriebmittel deklarierten Stoffe:

E335-E337 und E354: Tatrate

Tatrate sind Salze der Weinsäure, die den Weinstein in altem Wein bilden. Er findet sich oft als kristalliner Bodensatz in den Flaschen. In wässriger Lösung reagieren Tatrate sauer. Eingesetzt werden das Kaliumsalz (E336), Natriumsalz (E335), das gemischte Natrium-Kaliumsalz (E337) und das Calciumsalz der Weinsäure (E354). Außer den Salzen wird auch die Weinsäure selbst (E334) als Säurebildner zugesetzt. Sie wirkt als „echte" Säure erheblich schneller, was je nach Einsatzzweck von Vorteil oder Nachteil sein kann.

Neben dem Einsatz in Backtreibmitteln werden Tatrate auch als Kochsalzersatz und zum Stabilisieren des pH-Wertes eingesetzt, da sie einen leicht sauren pH-Wert sowohl gegen die Zugabe von Säure wie auch Lauge abpuffern.

E341 und E541: Phosphate

Calciumphosphat (E341) und Natriumaluminiumphosphat (E541) sind Salze der Phosphor-säure, die in wässriger Lösung sauer reagieren. Damit liefern sie den sauren pH-Wert der nötig ist, um die Carbonate zu zersetzen und Kohlendioxid freizusetzen. Natrium-aluminiumphosphat, E541 wird nur bei englischen Scones und Biskuits eingesetzt. Die viel gängigere und preiswertere Substanz ist Calciumphosphat E341. Calciumphosphat wird in Backmischungen eingesetzt. Da Calciumphosphat eine Mischung von Calcium und Phosphat ist, gelten bei ihm nicht die Bedenken, welche gegen Polyphosphate (E450-E452) vor-gebracht werden (Absinken des Blutcalciumspiegels).

Gegenüber dem häufiger eingesetzten Dinatriumdihydrogendiphosphat (E450a) sind Calciumphosphat und Natriumaluminiumphosphat schwerer wasserlöslich und geben daher das Gas langsamer ab. Das kann vorn Vorteil sein, wenn man den Teig nicht schnell genug verarbeiten kann oder man erst eine Gasbildung bei Erwärmung im Backofen wünscht.

Natriumaluminiumphosphat ist umstrittener, auch weil Aluminium in der Diskussion ist. Bisher wurde Aluminium als indifferentes Element eingestuft, also weder lebensnotwendig noch toxisch. Es steht jedoch im Verdacht, die Alzheimerkrankheit zu beschleunigen. Der Aluminiumgehalt sollte unter 1 g/kg Lebensmittel liegen.

Feuchthaltemittel

Feuchthaltemittel sind Stoffe, die das Austrocknen der Oberfläche von Lebensmitteln verhindern. Es sind hygroskopische Substanzen also Stoffe, die Luftfeuchtigkeit aufnehmen und so die Lebensmittel feucht halten. Das ist zum Beispiel wichtig bei losen Softbonbons oder Kaugummi, die sonst hart werden.

Zahlreiche Zusatzstoffe, die auch andere Funktionen haben, sind auch Feuchthaltemittel. So die Salze der Milchsäure (Lactate E325-E327), die Zuckeralkohole Sorbit und Maltit (E420+E965) und der Füllstoff Polydextrose. Die einzigen Stoffe, die exklusiv als Feuchthaltemittel genutzt werden sind:

E422 Glycerin

Glycerin ist eine stark hygroskopische Flüssigkeit, die chemisch synthetisiert oder durch die Spaltung von Kokosfett in Fettsäuren und Glycerin gewonnen werden kann. Technisch wird Glycerin auch in Frostschutzmitteln eingesetzt, da es sehr gut wasserlöslich ist und sein Gefrierpunkt deutlich niedriger als der von Wasser liegt. Glycerin entsteht auch im Körper beim Fettabbau. Aufgrund des bekannten Abbaus von Glycerin im Stoffwechsel ist kein ADI-Wert festgelegt. Glycerin ist deswegen ohne Mengenbeschränkung für alle Lebensmittel zugelassen. Verwendet wird Glycerin für Fleischerzeugnisse, Kaugummi, Überzüge und Schokoladenerzeugnisse. Glycerin ist auch Trägerstoff für wasserlösliche Aromen oder andere Zusatzstoffe.

E1103 Invertase

Die Invertase ist ein Enzym, das Haushaltszucker teilweise in Glucose und Fructose spaltet. Macht man dies mit Zucker so entsteht Invertzucker, der auch als Lebensmittel verkauft wird und früher preiswerter Ersatz für Honig war (auch im Honig ist der Zucker in seine beiden Bestandteile aufgespalten). Die bei der Spaltung erhaltene Fructose kristallisiert nur schwer aus, und dadurch bleiben (bzw. werden) Pralinenfüllungen flüssig. Da Glucose und Fructose auch mehr Wasser aus der Luft anziehen als Saccharose, trocknen auch Überzüge nicht aus.

Invertase ist ein natürliches Enzym, das im Magen inaktiviert wird. Es gibt keinen ADI-Wert, die Invertase stammt von Bakterienkulturen, dies können auch gentechnisch veränderte Mikroorganismen sein. Das Enzym ist für Lebensmittel allgemein zugelassen und wird für Marzipan und Pralinen eingesetzt. Üblicherweise wird es den Lebensmitteln zugesetzt und so z. B. Pralinenfüllungen erst nach der Herstellung verflüssigt, was die Produktion vereinfacht.

Packgase und Treibgase

Die meisten Packgase dienen dem Ersetzen von Luft durch Gase, welche keinen Sauerstoff enthalten. Dadurch werden Oxidationen gestoppt, Verfärbungen verhindert und Bakterien haben keinen Sauerstoff zur Atmung zur Verfügung. Anaerobe Bakterien, die ihre Energie durch Gärung beziehen und dadurch keinen Sauerstoff benötigen, können allerdings weiter wachsen. Viele anaerobe Bakterien vertragen sogar keinen Sauerstoff und sind in einer sauerstoffarmen Atmosphäre aktiver.

Zu den Packgasen zählen die Gase E938 Argon, E939 Helium und E941 Stickstoff. Wobei Argon und Helium in der Praxis ohne Bedeutung sind, da sie sehr teure Gase sind. Fast ausschließlich wird Stickstoff eingesetzt. So verpackte Lebensmittel müssen den Hinweis „unter Schutzgasatmosphäre verpackt" tragen.

Eine Ausnahme ist das Kohlendioxid E290. Es kann auch eingesetzt werden, um das Sprudeln in Getränken zu erzeugen. Es löst sich sehr gut in Wasser und perlt langsam aus, wenn die Flasche geöffnet wird. Darüber hinaus löst es sich in der wasserhaltigen Oberflächenschicht von Lebensmitteln und macht sie sauer – so können sich dort Mikroorganismen langsamer vermehren. E290 ist daher auch ein Säuerungsmittel und wird auch als nicht brennbares Treibgas eingesetzt.

Auch reiner Sauerstoff (E948) kann als Packgas eingesetzt werden. Bei Fleischprodukten haben umgerötete Wurstwaren einen appetitanregende, rote Farbe in Gegenwart von Sauerstoff, während Sauerstoffarmut zu einer grau-braunen Farbe führt. Daher werden Wurstaufschnitt und Fleischwaren oft unter Sauerstoff verpackt.

Heute ist es auch üblich, für Wurstwaren eine kontrollierte Atmosphäre einzusetzen. Bei verpacktem Fleisch besteht die Schutzgasatmosphäre aus 80% Sauerstoff und 20% Kohlendioxid. Die Atmosphäre enthält also viermal so viel Sauerstoff wie die normale Luft, die 20% Sauerstoff enthält. Der hohe Kohlendioxidgehalt wirkt auf Mikroorganismen genauso hemmend wie auf uns. Das gilt für aerobe wie anaerobe Organismen. Der hohe Sauerstoffanteil bewirkt die rote Farbe. Sauerstoff wird im Muskel gebunden, damit er dort zur Verbrennung zur Verfügung steht. Muskeln enthalten den Farbstoff **Myoglobin**, der mit dem Blutfarbstoff Hämoglobin verwandt ist. Durch Sauerstoff wird das rote **Oxymyoglobin** gebildet. Fleisch verliert langsam nach der Schlachtung den Sauerstoff, was die Farbe ins dunkelrot-braune verändert. Mit einem Gehalt von 80% Sauerstoff in der Atmosphäre unterbleibt dies, es kann sogar dazu kommen, dass aus Myoglobin wieder Oxymyoglobin gebildet wird. Als Folge ist das Fleisch rot, auch wenn es schon Tage alt ist. Die normale Farbe ist nur dort zu sehen, wo der Sauerstoff nicht hinkam, z. B. an der Unterseite, die auf dem Vlies ruhte.

Kritisiert wird an dieser Praxis, dass diese Atmosphäre nicht nur die Haltbarkeit verlängert (wie dies eine reine Kohlendioxidatmosphäre tun würde), sondern auch eine Frische suggeriert, die in Wirklichkeit nicht gegeben ist. Weiterhin finden durch den Sauerstoff Fettoxidationen statt. Das verursacht Aromafehler. Der Sauerstoff bewirkt zudem, dass zwei -SH Gruppen der Aminosäure Cystein zu einer Schwefelbrücke (-S-S-) verbunden werden. Das daraus gebildete Cystin verknüpft Eiweißketten und ist für eine erhöhte Zähigkeit des Fleisches verantwortlich.

Schutzgasatmosphären zählen nicht als Zusatzstoffe im Sinne der Lebensmittelkennzeichnungsverordnung, auch wenn die Packgase als Zusatzstoffe zugelassen sind. Daher muss das Verpacken unter dieser Atmosphäre nicht gekennzeichnet werden, aber es erfolgt nach Untersuchungen bei über 80% der Produkte.

Verwandt mit den Packgasen sind **Treibgase**. Sie haben jedoch vor allem die Aufgabe ein Nahrungsmittel zu versprühen, wie dies das Druckgas in Haarsprays auch tut. Je nach Lebensmittel kommen dazu verschiedene Gase zum Einsatz. Neben Sauerstoff (E948) und Stickstoff (E941) sind dies Kohlenwasserstoffe (E943: Butan und Isobutan und E944 Propan), die vor allem für fettlösliche Aromen wichtig sind, aber praktisch nicht in Endprodukten eingesetzt werden sowie Distickstoffmonoxid (E942). Es ist bei Druck auch in Fett löslich und sorgt so beim Aufschäumen für einen stabilen Schaum. Es wird in Sprühsahne und anderen aufgeschäumten Milcherzeugnissen verwendet. Die Kohlenwasserstoffe kommen wegen ihrer Brennbarkeit meist bei Aromasprays zum Einsatz und verdampfen schon bei der Herstellung.

Wasserstoff (E949) ist als Packgas und Treibgas zugelassen, findet sich wegen der Brennbarkeit aber nicht in Lebensmitteln. Er wird vielmehr bei der Herstellung eingesetzt, so z. B. bei dem Härten von Fetten für die Margarineherstellung.

Überzugsmittel

Zur Bildung von dünnen, fest anhaftenden, wasserabweisenden Überzügen sind eine Reihe von Substanzen zugelassenen. Das sind zum einen Dickungsmittel, die besonders feste Gele bilden, wie Alginsäure und ihre Salze (E400-403), Pektin (E440) oder Cellulosederivate (E461,463 und 466). Aber auch abweisende Fettfilme werden eingesetzt, die aus Salzen und Estern von Fettsäuren gebildet werden (E470, 472).

Die wichtigsten Überzugsmittel sind aber Wachse. Wachse bestehen aus sehr langkettigen Alkoholen. Sie haben einen hohen Schmelzpunkt, sind wasserabweisend und bilden dünne, fest haftende Filme auf der Oberfläche von Lebensmitteln. Sie verhindern einen Gasaustausch mit der Umgebung (Trockenwerden oder Aufweichen), trennen auch kleine Stücke, die sonst aneinander haften würden, und ermöglichen zum Beispiel Schokolade, die leicht schmilzt, länger in der Hand zu halten.

Wachse sind zugelassen für Süßwaren und Schokolade, Kaugummis, mit Schokolade überzogene Kekse und kleine Gebäckstücke, Knabbererzeugnisse und Nüsse, Kaffeebohnen, Nahrungsergänzungsmittel, Äpfel, Birnen, Ananas, Melonen, Zitrusfrüchte und Pfirsiche. So behandelte Lebensmittel müssen mit dem Hinweis „gewachst" versehen werden.

E901 Bienenwachs

Bienenwachs ist der Grundstoff, aus dem auch echte Bienenwachskerzen hergestellt werden. Es ist unverdaulich und ein sehr teures Wachs von weißer bis leicht gelber Farbe. Bienenwachs ist zugelassen für Schokolade, mit Schokolade überzogene Kekse, Nüsse, Kaffeebohnen, Äpfel, Birnen, Ananas, Melonen, Zitrusfrüchte, Pfirsiche und Nahrungsergänzungsmittel. Es wird auch als Trägerstoff für Farbstoffe und Kaumasse für Kaugummis eingesetzt. Beim Einsatz bei Obst müssen Früchte mit „gewachst" gekennzeichnet werden. Bienenwachs gilt als gesundheitlich unbedenklich. Der Körper kann es nicht verdauen und scheidet es unverändert wieder als.

E902: Candelillawachs

Aus der Candillapflanze, einer Wüstenpflanze, wird dieses Wachs, das Stängel und Blätter überzieht, gewonnen. Es kann als preiswerter Ersatz für Bienenwachs verwendet werden. Es ist von gelber bis brauner Farbe, härter als Bienenwachs, aber erheblich preiswerter und wird daher häufiger eingesetzt. Es ist für die gleichen Produkte wie Bienenwachs zugelassen. Auch dieses Wachs wird vor allem zur Oberflächenbehandlung von Obst eingesetzt, um sie vor dem Austrocknen zu schützen und Glanz und Farbeindruck zu verstärken. Darüber hinaus wird es in der kosmetischen Industrie eingesetzt. Candelillawachs ist unverdaulich und ohne Höchstmenge zugelassen.

E903: Carnaubawachs

Das aus der Carnaubapalme gewonnene Wachs ist von Grünlich bis Brauner Farbe. Es ist noch härter als Bienen oder Candelillawachs. Auch dieses Wachs wird vornehmlich zur Behandlung von Früchten eingesetzt und in der kosmetischen Industrie breit eingesetzt. Anders als E901+E902 sind für Carnaubawachs Höchstmengen festgelegt worden:

- Süßwaren und Schokolade: maximal 500 mg/kg

- Kaugummi maximal 1.200 mg/kg

- mit Schokolade überzogene Kekse, kleine Gebäckstücke maximal 200 mg/kg

- Knabbererzeugnisse und Nüsse maximal 200 mg/kg

- Kaffeebohnen maximal 200 mg/kg

- Nahrungsergänzungsmittel maximal 200 mg/kg

- Äpfel, Birnen, Ananas, Melonen, Zitrusfrüchte und Pfirsiche maximal 200 mg/kg

E904: Schelllack

Die harzartigen Ausscheidungen der Gummilackschildläuse werden als Schelllack bezeichnet. Das Wachs wird vor allem in Indien und China hergestellt. Früher wurde es als Überzugsmittel für Möbel und die ersten Schallplatten eingesetzt.

Häufig wird es kombiniert mit Bienenwachs, da es ein sehr hartes Wachs ist. Genutzt wird es vor allem für hochwertige Erzeugnisse, da es recht teuer ist: Für ein Gramm Wachs wird das Sekret von 300 Schildläusen benötigt.

E905: Mikrokristallines Wachs

Dieses Wachs wird durch Erdöldestillation gewonnen, und ist eng verwandt mit dem Wachs, aus dem die meisten preiswerten Kerzen bestehen. Es ist unverdaulich und nur für bestimmte Lebensmittel zugelassen: Süßwaren (außer Schokolade), Kaugummi und zur Oberflächenbehandlung von Melonen, Mango, Papaya und Avocado.

E907: Hydriertes Poly-1-decen

Dies ist ein Gemisch von Kohlenwasserstoffen, die sich ähnlich, wie natürliche Fette verhalten, aber anders als diese, nicht altern oder verderben können. In der Bäckerei wird es als technischer Hilfsstoff eingesetzt, um Brote und Kuchen leicht aus der Form zu lösen. Zugelassen ist es nur für Zuckerwaren und Trockenfrüchte mit einer Höchstmenge von 2g/kg. Es wird nicht verdaut und unverändert wieder ausgeschieden.

E912: Montansäureester

Dieses Wachs wird aus Braunkohle gewonnen. Es hat dieselben Eigenschaften und Einsatzgebiete wie E914.

E914: Polyethylenwachsoxidate

Ebenfalls synthetisch, aber in ihren Eigenschaften vergleichbar mit natürlichen Wachsen, sind Polyethylenwachsoxidate. Sie sind zwar unverdaulich und ungiftig, sind jedoch nur zugelassen für das Wachsen von Früchten, deren Schale normalerweise nicht mitverzehrt wird: Zitrusfrüchte, Melonen, Avocados, Papayas, Mango und Ananas.

E1204: Pullulan

Dies ist ein wasserlösliches Polysaccharid, welches aus Schimmelpilzen gewonnen wird. Es kann nach Wasserzusatz zu dünnen Folien gepresst werden. Diese Folien werden bei Atemerfrischern eingesetzt oder zum Überzug von Tabletten von Nahrungsergänzungsmitteln benutzt.

Festigungsmittel

Ein Festigungsmittel soll die Konsistenz eines Lebensmittels nach der Ernte erhalten. Das ist vor allem bei Obst und Gemüse wichtig, das nicht weich oder gar breiig werden soll. Das Sortieren, Lagern und der Transport von Obst und Gemüse kann die Oberfläche beschädigen, dadurch kann es zum Welken, Schimmeln oder Weichwerden kommen.

Festigungsmittel können auch die Wirkung von Verdickungsmitteln unterstützen und werden dann zu den Stabilisatoren hinzugerechnet. Eingesetzt werden Salze der Schwefelsäure und Salzsäure.

E508-E511: Chloride

E508, Kaliumchlorid, wird vor allem als Kochsalzersatz eingesetzt. Neben Einsatz bei Obst als technischer Hilfsstoff wird es auch als Kutterhilfsmittel bei Fleisch eingesetzt. Es findet sich als Festigungsmittel in Fertiggerichten und als Kochsalzersatz in Würzsoßen und diätetischen Lebensmittel. Die Wirkung resultiert vor allem daraus, dass Kaliumchlorid Wasser aus den Zellen zieht.

E509, Calciumchlorid ist noch hygroskopischer als Kaliumchlorid. Durch das Calcium in dem Salz gelieren Pektin und Alginate besser. Früchte werden geschnitten und in eine Calciumchloridlösung getaucht. Die Zellen der Oberfläche werden dadurch verschlossen, das Obst verfärbt sich nicht mehr und bleibt länger formstabil. Es wird daher für Obst- und Gemüsekonserven eingesetzt, daneben auch für Konfitüre, Käse, Milchprodukte und Kompott. Calciumchlorid wird auch in Raumentfeuchtern eingesetzt, um Luftfeuchtigkeit zu binden.

E511: Magnesiumchlorid hat ein noch stärkeres Wasserbindungsvermögen als das Calciumchlorid. Es wird daher auch zum Behandeln von Obst eingesetzt, darüber hinaus für Tofu und diätetische Lebensmittel zur Magnesiumanreicherung.

E514+515: Natrium- und Kaliumsulfate

Natriumsulfat und Natriumhydrogensulfat sind als E514 zugelassen. Es handelt sich um das Glaubersalz, ein früher oft benutztes Salz zur Darmentleerung. Es hat einen bitteren Beigeschmack und findet sich natürlicherweise auch in manchen Mineralwässern. Es wird eher selten als Trägerstoff und Festigungsmittel verwendet, weil es nicht geschmacksneutral ist. Das gilt auch für das Kaliumsulfat (E515).

E516-523: Sulfate

Sulfate sind weitaus schwerer wasserlöslich als Chloride. E516 Calciumsulfat wird selten eingesetzt und hat eine allgemeine Zulassung für Lebensmittel, jedoch keine besondere Funktion als Festigungsmittel.

Das ist anders bei den Aluminiumsulfaten. E516 Aluminiumsulfat, E521 Aluminium-natriumsulfat, E522 Aluminiumkaliumsulfat und E523 Aluminiumammoniumsulfat unterscheiden sich in einem zweiten Ion, welches die Löslichkeit bestimmt. Alle Aluminiumsulfate reagieren mit dem Pektin der Zellwände zu einer festen Verbindung. Obst und Gemüse bleiben damit formstabil. Es verfestigt auch Hüllen aus Naturdarm, und erzeugt damit härtere Überzüge für Wurstwaren. Aluminiumsulfate festigen auch Eiklar, darüber hinaus werden die Verbindungen für die Behandlung von kandierten und glasierten Früchten eingesetzt. Aluminiumsalze sollten von Personen mit Nierenschädigungen oder Problemen gemieden werden. Seit Langem wird ein Zusammenhang mit der Entstehung der Alzheimerkrankheit vermutet, der jedoch noch nicht bewiesen werden konnte.

Schmelzsalze

Wer selbst einmal Käse erhitzt hat weis, dass der abgekühlte Käse danach eine harte, feste Masse bildet. Soll Schmelzkäse hergestellt werden, so muss das Calcium im Käse an Bindungen zum Eiweiß gehindert werden. Das geschieht durch Komplexbildner, die als Schmelzsalze bezeichnet werden. Dieselben Substanzen werden auch in anderer Funktion zum Beispiel als Stabilisator, Komplexbildner oder Säureregulator eingesetzt.

Eingesetzt werden die Zitronensäure (E330) und ihre Salze (E331-333 und E380) sowie Phosphate (E339+340) und Diphosphate und Polyphosphate (E450-452).

Phosphate (E339-341)

Natrium- und Kaliumphosphat sind vielfältig einsetzbare Verbindungen. Sie sind Komplexbildner, weil sie Schwermetallionen binden. Sie wirken als Säureregulatoren, lockern die Strukturen von Eiweiß auf – daher der Einsatz als Schmelzsalz und sie erhöhen die Wasserbindungsfähigkeit von Fleisch und werden daher auch als Kutterhilfsmittel eingesetzt.

Wie bei allen Phosphaten kann eine große Menge den Blutcalciumspiegel senken. Diese Gefahr besteht nicht bei Calciumphosphat (E341), da dieses Molekül auch Calcium enthält. Es ist jedoch deutlich schwerer löslich als Natriumphosphat (E339) und Kaliumphosphat (E340).

Komplexbildner

Komplexbildner sind Stoffe, die Metallionen binden. Dies sind vor allem organische Säuren und ihre Salze mit mehreren Alkoholgruppen wie die Zitronensäure, Weinsäure und Gluconsäure (oxidierte Glucose). Aber auch Phosphate sind gute Komplexbildner.

Metalle müssen gebunden werden, weil sie viele chemische Veränderungen beschleunigen. Metalle machen auch Antioxidantien unwirksam, indem sie ihren Zerfall bewirken, und müssen aus diesem Grund gebunden werden.

E331-E333: Citrate

Die Salze der Zitronensäure sind wesentlich weniger sauer als die reine Säure, sie können jedoch durch ihre chemische Struktur mit drei Säuregruppen Metallionen recht effektiv binden. Zwei Moleküle bilden um das Metallion einen Hexaeder, das somit abgeschirmt ist und nicht reagieren kann.

Salze der Zitronensäure sind für alle Lebensmittel zugelassen. Eingesetzt werden das Natrium (E331), Kalium (E332) und Calciumsalz (E333) sowie die Verbindung zwischen Citronensäure und Ammoniak (E380, Triammoniumcitrat). Citrate werden als Komplexbildern, Säuerungsmittel, Säureregulator und Schmelzsalz eingesetzt. Zugelassen sind Citrate für Konfitüre, Kondens- und Trockenmilch, geschnittenes verpacktes Gemüse, Obst und geschälte Kartoffeln, Obst- und Gemüsekonserven, Süßwaren und Desserts, Fleischprodukte und ultrahocherhitzte Ziegenmilch.

E335-E337: Tatrate

Das gleiche, wie für die Citrate gilt für die Salze der Weinsäure, die Tatrate. Sie sind für alle Lebensmittel ohne Höchstmenge zugelassen, und werden oft verwendet für Frucht- und Gemüsesäfte, Erfrischungsgetränke, Getränke- und Brausepulver, Obst- und Gemüsekonserven, Konfitüre, Süßwaren, Desserts, Speiseeis, Gelierzucker und Sülzen. Zugelassen sind das Natrium- (E335), Kalium- (E336), Calcium- (E354) und gemischte Natrium-Kaliumsalz (E337).

E356 + E357: Adipate

Die Salze der Adipinsäure sind vergleichsweise teuer und werden daher kaum eingesetzt. Sie sind zugelassen für Trockendessertpulver (maximal 1 g/kg), Füllungen für Gebäck (maximal 2 g/kg), Überzüge für Süßwaren (maximal 2 g/kg), Desserts (maximal 1 beziehungsweise 6 g/kg) und Getränkepulver (maximal 10 g/l). E356 ist Natriumadipat und E357 ist Kaliumadipat.

E385: Calcium-Natrium-EDTA

EDTA (Ethylendiamintetraecetat) ist einer der besten Komplexbildner den es gibt. Er wird auch in Waschmitteln eingesetzt. Der Stoff wird recht selten verwendet, vor allem in Konserven von Pilzen, Hülsenfrüchten, Artischocken, Krebs- und Weichtieren, um Veränderungen durch das Metall zu verhindern. Darüber hinaus ist es für emulgierte Soßen und tiefgefrorene Krebse zugelassen.

E574 Gluconsäure und Gluconate

Die Gluconsäure entsteht durch Oxidation von Traubenzucker. Sie wird oft als sehr effektives Mittel zum Binden von Calcium- und Eisenionen eingesetzt. Darüber hinaus ist sie auch ein Säuerungsmittel. Sie unterstützt Antioxidantien und Verdickungsmittel in ihrer Wirkung. Zugelassen ist sie für alle Lebensmittel, wird aber vor allem in Desserts und Obst- und Gemüsekonserven eingesetzt.

Die gleiche Wirkung haben die Salze der Gluconsäure: E576 – Natriumgluconat, E577 – Kaliumgluconat, E578 – Calciumgluconat.

Farbstabilisatoren

Zugelassen als Farbstabilisatoren sind Stoffe, die durch eine chemische Reaktion färben. Damit verhindern sie eine Farbveränderung durch Oxidation oder Hitze oder färben Stoffe ein. Anders als bei Farbstoffen ist die dabei entstehende Farbe permanent, da durch die Reaktion erst gebildet.

E579: Eisen(II)-Gluconat

Anders als die meisten anderen Eisen (II) salze ist dieses Salz sehr gut wasserlöslich und recht stabil an Luft. Es reagiert mit Tannin, einem pflanzlichen Gerbstoff, zu einer schwarzen Eisen(III)-Tannin Verbindung, die wasserunlöslich ist. Der wirksame Teil des Moleküls ist das Eisen in der Oxidationsstufe zwei. Diese Reaktion wird ausgenutzt zum Schwarzfärben von Oliven, die normalerweise grün sind. Künstlich geschwärzte Oliven erkennt man daran, dass der Olivenkern noch grünlich, das Fleisch der Olive hingegen schwarz ist. Konzentrationen von bis zu 150 mg/kg sind zugelassen. Der Tagesbedarf an Eisen beträgt 12/18 mg Eisen (Männer/Frauen)

Auch in Nahrungsergänzungsmitteln und Arzneimitteln findet sich diese Eisenverbindung, da sie sehr gut vom Körper resorbiert werden, kann während Eisensalze im Allgemeinen nur schlecht aufgenommen werden. Sie soll den Eisenspiegel erhöhen.

E585: Eisen(II)-Lactat

Dieses Eisensalz der Milchsäure wirkt genauso wie das Eisengluconat. Es wird ebenfalls zum Verfärben von Oliven eingesetzt, und ist in der Deklaration auch erkennbar an dem Zusatz „geschwärzt". Die organischen Verbindungen dienen vor allem dazu, das Eisen in Lösung zu bringen und die Oxidation an der Luft zu verhindern.

E586: 4-Hexylresorcin

Dieser Zusatzstoff wird eingesetzt, um bei frisch gefangenen Krebstieren die Bildung von schwarzen Flecken zu verhindern. Diese Bräunung hat die gleiche Ursache wie die Bräunung von geschnittenen Äpfeln. Zur Behebung gibt es die Möglichkeit das entsprechende Enzym zu blockieren. Dies wird zum Teil mit Sulfit gemacht, das dafür auch weiterhin zugelassen ist. 4-Hexylresorcin verspricht weniger Nebenwirkungen und ist für diesen Zweck neu zugelassen. In den Krebstieren dürfen maximal 2 mg/kg nachweisbar sein.

Schaumverhüter und Schaummittel

Zahlreiche Lebensmittel können beim Verarbeiten schäumen. Das ist oft bei pflanzlichen Lebensmitteln gegeben, die Saponine enthalten. Zum Verhindern oder Reduzieren sind zwei Stoffe zugelassen: die Mono- und Diglyceride von Speisefettsäuren (E471) – ein Emulator, der auch die Schaumbildung reduziert – und die synthetische Verbindung Dimethylpolysiloxan, die sehr temperaturstabil ist.

Das Gegenteil eines Schaumverhüters ist ein Schaummittel, ein Stoff, der stabile Schäume bildet. Dazu werden genau diese Stoffe eingesetzt, deren Schaumbildung sonst verhütet werden soll: Saponine, die nach dem Seifenrindenbaum (Quillaja saponaria) benannt sind, aber in allen Pflanzen vorkommen.

E900: Dimethylpolysiloxan (DMPO)

Chemisch ist DMPSO ein synthetisches Silikonöl. Es ist ein sehr effektiver Schaumverhüter. Zugelassen ist DMPSO für Konfitüren, Bratöle und -fette, Obst- und Gemüsekonserven (wie Marmelade oder Konfitüre) und Kaugummis. Eingesetzt wird es wegen seiner Temperaturbeständigkeit vor allem bei Bratölen und Frittierfetten. Die Höchstmenge beträgt 10 mg/kg, außer beim Einsatz bei Kaugummi. Dort ist ein Zusatz von 100 mg/kg Kaugummimasse erlaubt, da Kaugummis nicht geschluckt werden sollen. Der ADI-Wert beträgt 1,5 mg/Körpergewicht.

Dimethylpolysiloxan wird auch als Arzneimittel eingesetzt. Es wird bei Gasansammlungen im Magen-Darm-Trakt wie bei Blähungen eingesetzt und senkt die Oberflächenspannung von Gasblasen, die sich dadurch auflösen.

E999: Quillajaextrakt

Der Extrakt aus dem Seifenrindenbaum enthält reichlich Saponine, die sehr stabile Schäume bilden. Diese sind erwünscht in Getränken, bei denen der Schaum nicht zusammenfallen soll. Zugelassen ist Quillajaextrakt ausschließlich für nichtalkoholische, aromatisierte Getränke sowie für Apfelwein, Cidre und Birnenwein. Quillajaextrakt ist bitter, was sein Einsatzspektrum stark einschränkt. Die maximal zugesetzte Menge beträgt 200 mg/kg wasserfreiem Extrakt. Der ADI-Wert von E999 beträgt 5 mg/kg.

Mehlbehandlungsmittel

Ein Mehlbehandlungsmittel verbessert die Backeigenschaften des Mehls, zum Beispiel die Bildung feinporiger Gebäckstücke, eine knusprige Krume oder eine Verringerung des Altbackenwerdens. Zahlreiche Emulgatoren und die Ascorbinsäure haben diese Wirkung. Einzig nur für diesen Zweck, also nicht andere Lebensmittel, zugelassen ist Cystein.

E920: L-Cystein

L-Cystein ist eine natürliche Aminosäure, sie kann Bindungen zu anderen Cysteinen aufbauen. In dieser Eigenschaft wird es Mehl zugesetzt. Teige werden elastischer und leichter knetbar. Er bildet stärkere Bindungen aus und dadurch sind die Gasblasen im Gebäck kleiner, während Gase sonst die Tendenz haben wenige, große Gasblasen zu bilden. Dies nutzt man sowohl für Brot wie auch für Feingebäck aus.

Cystein ist in hoher Konzentration in Haaren, Wolle und Federn vorhanden, während sie Aminosäure sonst eher selten in Proteinen vorkommt. Früher wurde L-Cystein daher durch Hydrolyse mittels Säure aus Wolle, Federn oder Haaren gewonnen. Heute gibt es als zweiten Syntheseweg die Erzeugung mittels gentechnisch veränderten Mikroorganismen. L-Cystein ist allgemein zugelassen und wird manchmal Aromen zugesetzt, da es herzhafte Aromen verstärkt.

Als Aminosäure gilt Cystein als unbedenklich. Cystein ist ohne Höchstmengenbeschränkung für alle Lebensmittel zugelassen.

Trägerstoffe

Trägerstoffe sind Stoffe, die genutzt werden, um vor allem Aromen zuzusetzen und diese in den Lebensmitteln zu verteilen. Trägerstoffe müssen dafür zum einen eine große Affinität zu den Aromen haben (die eher fettlöslich sind), zum anderen aber diese auch in den (meist wasserhaltigen) Lebensmitteln verteilen. Noch besser als Emulgatoren können dies Substanzen mit einer charakteristischen Struktur tun. Diese Moleküle bilden Käfige um die Aromamoleküle oder schließen sie in ihrer Struktur ein. Trägerstoffe können auch Stärkemoleküle sein (Amylose bildet eine Wendel in die Aromamoleküle wandern können), sodass auch modifizierte Stärke als Trägerstoff eingesetzt wird. Eine weitere Gruppe der Trägerstoffe sind Substanzen die sowohl fett-, wie wasserlöslich sind.

E459 β-Cyclodextrin

Dies ist ein ringförmiges Molekül aus sechs Glucose (Traubenzucker) Molekülen. In der Mitte des Rings können Aromen gebunden werden. Dort sind sie vor Reaktionen mit anderen Nahrungsbestandteilen geschützt. Diese Eigenschaft wird genutzt, um empfindliche Aromen, Farbstoffe oder Enzyme zu stabilisieren. Sie überstehen so lange Lagerzeiten oder die Hitze beim Backen. Physiologisch wird es vom Körper wie der Ballaststoff Cellulose nicht verwertet, das die Glucosemoleküle mit der gleichen Bindung wie Cellulose verknüpft sind.

Eingesetzt wird β-Cyclodextrin für aromatisierte Knabbererzeugnisse und aromatisierte Tees und für Lebensmittel in Tabletten und Drageeform.

E1201+E1202: Polyvinylpyrrolidon und Polyvinylpolypyrrolidon

PVP (Polyvinylpyrrolidon) und PPVP (Polyvinylpolypyrrolidon) sind Kunststoffe, die in Wasser und Alkohol löslich sind. Sie sind in reiner Form weiße bis leicht gelbliche Pulver. Sie können sehr gut Aromen binden und werden daher als Trägerstoffe eingesetzt. Weiterhin nutzt man sie zum Binden von Vitaminen bei Nahrungsergänzungsmitteln wie Dragees.

Bei der Herstellung von Wein und Bier werden Sie als technischer Hilfsstoff zum Binden von Trübungen genutzt. Als technischer Hilfsstoff binden PVP und PPVP dabei Trübstoffe, sinken mit ihnen zum Boden und werden abfiltriert. Im Bier bzw. Wein sollten dann keine Reste mehr nachweisbar sein. PVP und PVPP sind aufgrund ihrer Molekülstruktur für den Menschen nicht verdaulich. Beide Kunststoffe werden auch zum Überziehen von Tabletten genutzt.

Polyvinylpyrrolidon ist ohne Höchstmengenbeschränkung nur für Nahrungsergänzungs-mittel, die in Form von Tabletten oder Dragees angeboten werden, sowie als Trägerstoff für Süßungsmittel zugelassen.

E1505: Triethylcitrat

Triethylcitrat (Citronensäuretriethylester) wird als Bindemittel für Aromen verwendet und dient zum Verteilen der Aromen in Lebensmitteln. Im Körper wird es wieder in die Aus-gangsmoleküle Zitronensäure und Ethanol gespalten. Verwendet wird es neben der Lösung von Aromen als technischer Hilfsstoff beim Aufschlagen von Eiklar, dort bindet es Spuren von Eiklar. Außerhalb der Lebensmittelindustrie wird es als Ersatz für Weichmacher auf Phtalsäurebasis verwendet, unter anderem in Kunststoffverpackungen.

E1517+E1518: Glycerindiacetat und Glycerintriacetat

Verestert man Glycerin mit Essigsäure, so erhält man Glycerindiacetat und Glycerintriacetat. Diese öligen Flüssigkeiten werden als Extraktionsmittel für Aromen verwendet und alleine dafür zugelassen. Die maximale Einsatzmenge beträgt 3 g/kg. Beide Ester sind hygro-skopisch und ziehen daher Wasser aus der Luftfeuchtigkeit an.

E1519: Benzylalkohol

Benzylalkohol ist Bestandteil vieler ätherischer Öle und wird als Lösungsmittel für Aromen eingesetzt. Benzylalkohol hat einen intensiven Mandelgeruch. Er ist damit selbst ein Aromastoff und wird eingesetzt für die Aromatisierung von Likören und Cocktails und das Zusetzen von Aromen zu Süßigkeiten, Schokolade und Keksen. Der ADI-Wert von Benzyl-alkohol beträgt 5 mg/kg. Zu Likören dürfen bis zu 100 mg/kg Benzylalkohol zugesetzt werden und bei Schokolade 250 mg/kg. In diesen Produkten wird es als Aromastoff zu-gesetzt.

E1520: Propylenglycol

Propylenglycol (1,2-Propandiol) ist verwandt mit dem Glycerin, hat jedoch nur zwei Alkoholgruppen. Es wird in großen Mengen technisch aus Propylenoxid hergestellt. Propylenglycol hat ähnliche Eigenschaften wie Glycerin: Es ist wasserlöslich und löst sich in polaren organischen Lösungsmitteln wie Alkoholen und Ketonen, nicht aber in unpolaren wie Ölen. Es ist hygroskopisch.

Propylenglycol ist Zusatzstoff als Trägerstoff für Aromen und Enzyme sowie für Kaugummi zugelassen. Bei Aromen beträgt die zugelassene Höchstmenge 1 g/kg. 1,2-Propandiol ist weiterhin in Kosmetikprodukten wie Hautcremes, Zahnpasta, Mundwässern und Deos als Feuchthaltemittel enthalten. Durch die hygroskopische Wirkung wird es auch Zigarren zugesetzt, damit diese nicht austrocknen. In E-Zigaretten wird es als Lösungsmittel für Aromen und andere Stoffe eingesetzt.

Propylenglycol wird vom Körper abgebaut und ist in kleinen Mengen ungiftig. Größere Mengen können zur Bildung von Oxalsäure führen, welche sich in den Nierenkanälchen ablagern kann. Der ADI-Wert beträgt 25 mg/kg.

Zusatzstoffe in der Diskussion

In der Sendung „Planetopia", die sich selbst als "Wissensmagazin" bezeichnet, kam ein Beitrag über Alternativen zu Zucker. Er begann damit, dass der Moderator im Supermarkt eine Packung mit Stevia in die Kamera hielt. Das Zutatenverzeichnis war kurz: „enthält Stevioglykoside". Dann zückt der Moderator eine Zusatzstoffliste heraus „Aha, E960, also doch bloß wieder ein Zusatzstoff".

Das ist ein gutes Beispiel wie die Medien mit dem Thema umgehen, aber auch relativ repräsentativ für das Image, das Zusatzstoffe bei der Bevölkerung haben. Es hat nichts mehr mit dem ursprünglichen Sinn von Zusatzstoffen zu tun. Der Grundgedanke war, dass Lebensmittel vorwiegend aus Nahrungsmittel bestehen sollten. Wenn man etwas anderes zusetzt, dann ist es ein Zusatzstoff und das soll nur erlaubt sein für bestimmte Stoffe, deren Toxikologie man geprüft hat. Die Gesetzgebung sollte dem Käufer Sicherheit geben. Bedingt durch die EU-weite Harmonisierung der lebensmittelrechtlichen Vorschriften wurden es dann immer mehr Zusatzstoffe, für viele Verbraucher sind es zu viele Stoffe.

Dazu kommt das sich die Einstellung zu Lebensmittel geändert hat. Heute achtet man mehr als in den siebziger Jahren (als der Begriff des Zusatzstoffes in Gesetze gegossen wurde) auf die Ernährung. Man möchte wissen, was ein Nahrungsmittel enthält. Es sollte möglichst gesund sein. Die Biowelle ist in der breiten Masse der Bevölkerung angekommen. Bio-Lebensmittel boomen, obwohl sie sowohl nach analytischen Untersuchungen, wie auch bei Verkostungen nicht besser als konventionelle Lebensmittel abschneiden. Hersteller werben damit, dass ihre Produkte frei von etwas sind: glutenfrei, lactosefrei etc. Das funktioniert und treibt seltsame Blüten, wenn ein Hersteller ein Lebensmittel als lactosefrei anpreist, dass gar keine Lactose enthalten kann (wie z. B. Schinken oder Öl).

Entsprechend findet man auch Werbung, dass ein Lebensmittel frei von Farbstoffen sein soll, wie „**ohne Farbstoffe**" oder „**ohne den Zusatzstoff Geschmacksverstärke**r". Auf Letzteres komme ich noch zurück.

Kurzum: Zusatzstoffe haben heute ein schlechtes Image, das in obigem Einspieler von Planetopia durchaus prägnant wiedergegeben wird. Viele Käufer sehen Zusatzstoffe als Fremdstoffe an, die in Lebensmitteln nichts zu suchen haben. Wenn sie das Buch bis hierher gelesen haben, so wissen sie, dass dem nicht so ist. Zusatzstoffe sind nach dem Gesetzgeber Nicht-Lebensmittel, die man Lebensmitteln zusetzt, aufgrund ihrer technologischen Eigenschaften. Sie haben also einen Sinn und Zweck. Viele Konsumenten sehen sie aber als „Chemie" in der Nahrung. (Chemie ist die Wissenschaft von der Zusammensetzung der Welt, auch die Lebensmittel gehören zur Chemie und nicht umsonst gibt es eine eigene Disziplin, die Lebensmittelchemie die sich nur mit der Erforschung von Lebensmitteln beschäftigt.

„Chemie" teilt mit den Zusatzstoffen das Schicksal, das die Bedeutung im Volksmund eine andere ist als die im Duden oder der Wikipedia).

Für die Produzenten von Lebensmitteln macht das Probleme. Es gibt nach den Vorschriften über die Kennzeichnung auch keine Lösung Zusatzstoffe so zu kennzeichnen, dass Verbraucher nicht verunsichert werden. Entweder sie geben die E-Nummer an oder sie geben die chemische Bezeichnung an. Die E-Nummern kennt keiner. Selbst Lebensmittelchemiker haben nicht alle im Kopf, sondern nur die am häufigsten vorkommenden. Die chemische Bezeichnung setzt Wissen in Chemie voraus, und zwar Nomenklaturkenntnisse, die über das hinausgehen, was in der Schule vermittelt wird. Als chemische Bezeichnung klingen selbst natürliche Stoffe wie Weinstein (Calciumtatrat, E337 S.129) schlimm und aus lebensnotwenigen Vitaminen wie Vitamin B1 (Riboflavin, E102 S.56) und Vitamin C (L-Ascorbinsäure E300, S.74) werden unbekannte Stoffe. So gibt es Bestrebungen auf Zusatzstoffe zu verzichten.

Nun setzt man diese aber nicht aus Jux und Dollerei zu, sondern weil man sie für ein Produkt benötigt. Viele sind nötig, weil industriell hergestellte Produkte länger haltbar sein sollen, als selbst gemachte, anders verarbeitet werden oder um Veränderungen zu minimieren (z. B. wenn einem Produkt Wasser entzogen wird wie bei Tütensuppen oder Bratenfonds oder es tiefgefroren und später wieder aufgetaut wird). Daneben ersetzen Zusatzstoffe oft Lebensmittel, die dieselbe Funktion haben. So braucht man für die Herstellung von Speiseeis einen Emulgator. Das können Eier oder Milch sein, das kann aber auch ein synthetischer Emulgator sein. Das Letztere ist ein Zusatzstoff, das Erstere eine Zutat.

Der Trend geht daher wieder dazu Zutaten zuzusetzen, welche die technologische Eigenschaft des Zusatzstoffes haben. Doch nicht immer nützt dies dem Verbraucher. Anders als für Zusatzstoffe gibt es keine Einsatzbeschränkungen für Zutaten. So wird mit färbenden Zutaten Wurst und Brot eingefärbt. Dies täuscht eine höhere Qualität (Magerfleischanteil, bzw. Anteil an „gesünderem", niedrig ausgemahlenen Mehl) vor oder man ersetzt einen Zusatzstoff einfach durch eine genauso wirkende Zutat. Die unbeliebtesten Zusatzstoffe sind Geschmacksverstärker. Sie haben den Ruf, dass sie wenig vorhandenes Aroma hervorheben sollen, sodass der Hersteller an Aroma gebenden und meist wertvollen Zutaten sparen kann. Und daran ist auch etwas dran, denn der Einsatz vor allem von Glutamaten und anderen Geschmacksverstärkern für herzhafte Aromen hat stark zugenommen. Fand man diese früher vor allem in Fertigsuppen und Soßen um sowohl Geschmacksverluste bei der Verarbeitung wie auch über den geringen Fleisch-, bzw. Fleischextraktanteil hinwegzutäuschen so werden sie heute auch bei Knabbererzeugnissen und Chips eingesetzt.

Nicht immer ist es möglich, auf Zusatzstoffe zu verzichten. Die Firma Frosta, die dies prominent in ihrer Werbung hervorhebt, hat zum Beispiel Produkte, bei denen man bei der

Herstellung kaum Zusatzstoffe braucht. Das sind z. B. Pfannengerichte, die tiefgefroren sind. Die Firma sagt auch selbst, dass der aufwendigere Teil der Umstellung der Verzicht auf Aromen war, da man dadurch mehr der Aroma gebenden (und teuren) Zutaten brauchte, welche die Herstellungskosten um 15% erhöhten. Würde die Firma Gerichte herstellen die Soßen beinhalten, so wäre der Verzicht nicht so einfach möglich, da normale Stärke ihr Bindungsvermögen beim Tiefgefrieren verliert.

Es gibt viele Fälle, wo man auf Zusatzstoffe verzichten kann. So ist bei einer aseptischen Herstellung (Lebensmittel werden, soweit erhitzt das Mikroorganismen abgetötet werden und der weitere Produktionsweg ist so geschlossen, das keine neuen mehr auf das Lebensmittel gelangen) der Verzicht auf Konservierungsstoffe möglich. Wird Sauerstoff bei der Herstellung durch Stickstoff oder andere inerte Gase ersetzt, so kann man den Einsatz von Antioxidationsmitteln reduzieren. Das verteuert aber die Produkte.

Viele Verbraucher haben allerdings den Eindruck, das Lebensmittel nicht weniger, sondern mehr Zusatzstoffe enthalten. Auch der Autor findet immer mehr Produkte, die sehr viele Zusatzstoffe enthalten. Die Gründe sind vielfältig. Zum einen sind mit Zusatzstoffen Produkte möglich, die ohne sie nicht denkbar wären. So gibt es von Philadelphia einen Brotaufstrich, der aus Schokolade und Frischkäse besteht. Ohne Emulgatoren und Dickungsmittel wäre dieser nicht denkbar. Produkte werden auch heute designt (es gibt in den USA sogar das Fachgebiet „Food-Design") und dabei werden alle Register gezogen.

Die Ansprüche der Verbraucher werden aber auch immer höher. Brot wird heute vor allem mit Backmischungen hergestellt. Die Anforderungen an ein Brot sind hoch: Die Krume soll knusprig sein, das Innere weich, luftig und mit gleichmäßiger Porung. Das Brot soll nicht schnell altbacken werden und es soll billig sein. Vieles ist im Bäckerhandwerk ohne Zusatzstoffe möglich, aber man braucht dafür viel Zeit und das verteuert das Brot. Andere Eigenschaften sind nicht ohne zugesetzte Stoffe möglich, z. B. das Weissbrot nicht schnell altbacken wird. Heute enthalten Backmischungen daher Zusatzstoffe, vor allem aber Enzyme, die Stärke oder Proteine abbauen oder verändern, sodass die gewünschten Back- oder Lagerungseigenschaften erreicht werden. Wenn Brot industriell hergestellt wird, sind Zusatzstoffe zwingend nötig, sonst würde der Teig an den Metalloberflächen der Backstraßen kleben bleiben und auch die relativ raue Beförderung durch diese nicht so gut überstehen und man hätte viele nicht richtig aufgegangene Brote. Vor allem steht dort die Zeit nicht zur Verfügung, um Sauerteig anzusetzen und mehrmals mit Mehl zu vermischen, bis man nach einem Tag den fertigen Sauerteig erhält, bei dem die Säure und Mikroflora die Backeigenschaften von Roggenmehl soweit verbessert haben, dass man damit lockere Brote backen kann. Stattdessen werden Säuerungsmittel, Enzyme und andere Zusatzstoffe zugegeben um die gewünschten Backeigenschaften zu bekommen.

Es gibt aber auch einen Trend zu mehr Zusatzstoffen, obwohl sie nicht nötig sind. Primär dienen sie dazu, die Mengen an teuren Zutaten zu reduzieren oder diese zu ersetzen. Die Schuld dafür schieben sich Verbraucher, Handel und Hersteller gegenseitig zu. Kunden sagen oft, Hersteller nutzen Zusatzstoffe, um ihren Profit zu maximieren. Und das ist nicht aus der Luft gegriffen. Der wertgebende Bestandteil von Brühen, Fertigsuppen aber auch Bratensoßen ist Fleischextrakt. Wie der Name schon sagt, wird er durch Extraktion von Fleisch und Trocknung gewonnen. Er enthält die wasserlöslichen Bestandteile des Fleisches. 1 g Fleischextrakt wird aus 30 g Muskelfleisch gewonnen, er ist daher teuer und die teuerste Zutat von Brühen und Fertigsuppen. Die Industrie hat 2009 einseitig die Menge von 670 mg/l auf 335 mg/l reduziert (das entspricht 10 g Fleisch pro Liter Suppe). Er taucht daher ziemlich weit hinten im Zutatenverzeichnis auf. Die ersten drei, also mengenmäßig größten Zutaten sind: Salz, Aroma, Geschmacksverstärker. Diese Zusammensetzung haben sowohl die Eigenmarken vom Discounter wie auch die erheblich teureren Markenprodukte von Maggi und Knorr. Wenn sich nun Marke und Billigprodukt nicht mehr in der Qualität und Zusammensetzung unterscheiden, dann hat der Verbraucher auch keine Wahlmöglichkeit mehr.

Dies ist ein Beispiel, man könnte auch andere anführen. Die Hersteller sagen dagegen sie würden nur dem Verbraucherwunsch nachkommen. Die Käufer wollen zum einen Produkte ohne Fehler, immer in gleicher Qualität und perfekt in Textur, Aussehen und Konsistenz. Dazu sollen sie lange haltbar sein. Das wäre nicht ohne Zusatzstoffe möglich. Weiterhin gäbe es in der Branche einen enormen Preisdruck, da der Verbraucher vor allem eines will: Wenig für Nahrungsmittel ausgeben. Letzteres ist nicht gelogen. In keinem anderen Land der wlt sind die Preise für Lebensmittel so niedrig. In allen Nachbarländern sind sie höher, in der Schweiz sogar fast doppelt so hoch. Dieser Preisdruck führt dazu, dass man an den teuren Zutaten spart und vermehrt Zusatzstoffe einsetzt.

Produziert werde, was man über den Handel absetzen könne. Der Handel wiederum sieht sich nur als Vermittler und gäbe die Wünsche des Verbrauchers wieder. Wie stark der Preiskampf ist, sieht man, wenn Verbrauchersendungen Warenkörbe kaufen: Bei den Eigenmarken der Discounter liegt der Preisunterschied zwischen Rewe, Edeka, Lidl und ALDI bei genau 0 Euro – senkt ein Discounter den Preis, so ziehen die anderen sofort nach. Bei den Markenprodukten liegt der Preisunterschied bei wenigen Prozent (zwischen 1-3%) - würde ein Hersteller einen Rabatt einem Discounter einräumen so würden die anderen sofort vorstellig werden. In einem Umfeld, in dem nur der Preis zählt, muss zwangsläufig die Qualität abnehmen.

Der Wunsch nach kalorienreduzierten Lebensmitteln führt ebenso zu mehr Zusatzstoffen. Denn man kann Zutaten nicht einfach weglassen ohne das dies Auswirkungen hat. Zugesetztes Wasser muss stabilisiert werden, die Konsistenz die erhalten bleiben soll kann

Verdickungsmittel nötig machen und das fehlende Aroma muss auch kompensiert werden. Selbst wenn ein Produkt nicht als „light" gekennzeichnet ist, so geht der Trend zu energie-ärmeren Produkten. Vergleicht man z. B. den Energiegehalt von Brühwürsten mit Tabellenwerten aus den Achtziger Jahren, so stellt man fest, dass die Wurst etwa 10-20% weniger Energie hat. Man kann nicht Fett weglassen, ohne das man den Geschmack und die Textur verändert. Die beste Methode ist es, Wasser zuzusetzen und Phosphate als Zusatz-stoffe, welche die Wasserbindungsfähigkeit von Fleisch erhöhen.

Bei Eis treibt der Wunsch nach möglichst energiearmen Produkten noch seltsamere Blüten. Da Eis nach Volumen verkauft wird (nicht in Gramm, sondern Millilitern) gibt es eine sehr einfache Möglichkeit ohne die Zusammensetzung zu verändern den Energiegehalt (pro 100 ml) zu reduzieren: Es wird mehr Luft untergeschlagen. Damit steigt das Volumen an. Bei handwerklich hergestelltem Eis ist ein Aufschlag von 20% üblich, bei industriell her-gestellten sind es normalerweise 50%. Der Käufer kauft so mehr Luft und weniger Eis. Ohne Emulgatoren und Stabilisatoren ist dieser Unterschlag aber nicht stabil.

Da der Verbraucher zwar über Zusatzstoffe schimpft und weniger Zusatzstoffe in den Lebensmitteln haben will, aber an seinem Verhalten nichts ändert, wird nach Ansicht des Autors auch in Zukunft sich an der Situation nichts ändern.

Fachvokabular

Lebensmittelchemiker und -Technologen verwenden viele Fachbegriffe, das folgende Verzeichnis soll zum Nachschlagen und zum Verständnis weiterführender Literatur dienen.

Aerob / Anaerob: Mikroorganismen, die Sauerstoff zum Überleben brauchen werden als aerob bezeichnet. Mikroorganismen, die keinen Sauerstoff benötigen, für die oft Sauerstoff sogar ein Gift ist, sind Anaerobier.

Amphoter: Ein Stoff, der sich sowohl in Wasser als auch in Fett löst, ist amphoter. Er dient vor allem als Emulgator oder Phasenvermittler.

Ausloben: Unter dem Ausloben wird die Werbung für ein Lebensmittel in jedweder Art, auch Angaben auf der Verpackung über Bestandteile oder besondere Eigenschaften verstanden.

DGE: Deutsche Gesellschaft für Ernährung. Die DGE gibt Empfehlungen für die Nährstoffzufuhr und Ernährung nach dem derzeitigen Stand der Wissenschaft und berät die Politik bei Ernährungsfragen.

Diarrhoe: Fachausdruck für schweren Durchfall.

DNA: Desoxyribonukleinsäure. Der Träger der Erbinformationen. Schädigungen der DNA können zu Krebs führen.

Ernährungsphysiologie: die Bedeutung der Ernährung und eines Lebensmittels für die Funktion des menschlichen Körpers. Ein ernährungsphysiologisch hochwertiges Lebensmittel ist von großer Bedeutung für eine gesunde Ernährung, enthält zum Beispiel zahlreiche Vitamine oder besonders viel hochwertiges Eiweiß.

Ernährungspyramide: die Empfehlungen für die Zusammensetzung der Nahrung. Sie besteht aus mehreren Ebenen, bei denen wie auf einer Pyramide die Menge immer kleiner wird. Der größte Teil (die Basis) sollte aus Gemüse und Obst bestehen, die zweite Ebene besteht aus stärkehaltigen Nahrungsmitteln wie Reis, Kartoffeln, Nudeln und Vollkornbrot. Die dritte Ebene bilden eiweißhaltige Nahrungsmittel wie Milch und Milchprodukte, Fisch und Fleisch. Die Spitze (mit kleinster Verzehrsmenge) bilden Genussmittel wie Kuchen, Schokolade oder Eis.

Enzym: Ein Eiweißstoff, der Reaktionen im Körper beschleunigt. Zum Beispiel den Auf- Ab- und Umbau von Stoffen.

Ester: Ein Ester ist eine Verbindung zwischen einer organischen Säure und einem Alkohol. Fette bestehen aus Estern von Fettsäuren mit dem Alkohol Glycerin.

Hydrophil: Ein Stoff, der in Wasser löslich ist, ist hydrophil.

Hydrophob: Ein Stoff, der nicht in Wasser löslich ist, der ist hydrophob. Jeder hydrophobe Stoff ist lipophil.

Hygroskopisch: Eine hygroskopische Zutat nimmt Luftfeuchtigkeit auf und ihr Wassergehalt steigt dadurch an.

Lipophil: Ein Stoff, der in Fett löslich ist, ist lipophil.

Lipophob: Ein Stoff, der in Öl nicht löslich ist lipophob oder hydrophil.

Reaktionsbeschleuniger: Ein Stoff, der die benötigte Energie für eine chemische Reaktion erniedrigt. Der Fachausdruck ist **Katalysator**.

RNA: Ribonukleinsäure. Kopie der DNA, die dem Körper zur Produktion von Eiweiß für Körperzellen, Enzyme, Hormone etc. dient.

Transgen: Ein Organismus, der DNA einer fremden Art enthält wird als transgener Organismus bezeichnet.

Verestern: Die Bildung eines Esters aus einem Alkohol und einer Säure. Fette sind natürliche Ester, aber auch Wachse. Zahlreiche fruchtartige Aromen sind ebenfalls Ester.

Viskosität: Eine viskose Flüssigkeit ist eine zähe Flüssigkeit, eine gelartige Flüssigkeit. Ketchup und Marmelade sind zum Beispiel viskose Flüssigkeiten.

Links

Deutsche Gesellschaft für Ernährung: Referenzwerte für die Nährstoffzufuhr, empfohlene Nährstoffpyramide

http://www.dge.de/index.php

Zusatzstoffe Online. Umfangreiche und neutrale Informationen über Lebensmittelzusatzstoffe, ihren Einsatz und ihre technologische Bedeutung.

http://www.zusatzstoffe-online.de/home/

Lebensmittellexikon: Nachschlagewerk mit Zusatzinformationen über Zusatzstoffen, vor allem aber Lebensmittel, die sie enthalten.

http://www.lebensmittellexikon.de/

Uni Hohenheim: interaktive Energiebedarfsberechnung. Dort ist es möglich, den Grund- und Leistungsbedarf exakt zu berechnen. Hinweise auf Untergewicht und Übergewicht werden gegeben. Die zweite Seite ist die Homepage des Ernährungsinfomationsystems für weitergehende Informationen.

https://www.uni-hohenheim.de/wwwin140/info/interaktives/energiebed.htm
https://www.uni-hohenheim.de/wwwin140/info/info.htm

Bundesinstitut für Risikobewertung: Anlaufstelle, um sich über die Risiken von Lebensmitteln und Zusatzstoffen zu informieren.

http://www.bfr.bund.de/cd/150

Die Website des Autors: Dort finden sie weitere Infos zu Ernährung und Lebensmittelchemie und auch die „Was ist drin Rubrik".

http://www.bernd-leitenberger.de/lmchem.shtml

Bund für Lebensmittelkunde und Sicherheit e.V.: eine Website, die von der Lebensmittelindustrie betrieben wird. Sie gibt die Sicht der Industrie wieder.

http://www.bll.de/

Für Biolebensmittel zugelassene Zusatzstoffe

Für ökologisch erzeugte Nahrungsmittel (nach EU-Verordnung 2007/834) sind nur folgende Zusatzstoffe zulässig. Weiterhin gibt es stärkere Anwendungsbeschränkungen als bei den normalen Lebensmitteln.

Eine Besonderheit ist E392, Extrakte aus Rosmarin. Dieser Stoff ist nur für biologische Lebensmittel zugelassen. Bei den zugelassenen Zusatzstoffen gibt es leider wie bei den normalen Zusatzstoffen die Problematik der „Altlasten". Das bedeutet, dass für biologisch erzeugte Lebensmittel eine Reihe von Zusatzstoffen zugelassen sind, die „traditionell" sind, also schon vor Einführung des Lebensmittelechtes genutzt wurden. Anders als viele moderne Zusatzstoffe haben diese nur eine geringe Sicherheitsschwelle zwischen erwünschter technologischer Wirkung und toxischen Wirkungen. Dies sind Schwefeldioxid und Salze der schwefeligen Säure (verwendet für das Schwefeln von Obst und Wein), Nitrite und Nitrate (Umrötungshilfsmittel). Immerhin sind die zur Erhöhung des Wasserbindungsvermögens von Fleischwaren und Fisch verwendeten Phosphate nicht zugelassen.

Bei den anderen Zusatzstoffen sind vor allem diejenigen zugelassen, die entweder Naturstoffe sind (so eine Reihe von Dickungsmitteln) oder chemische Reinstoffe, die in der Natur vorkommen (wie Genusssäuren). Von den Farbstoffen, Emulgatoren und Konservierungsstoffen sind fast keine Zusatzstoffe für Biolebensmittel zugelassen. Auch die Gruppe der modifizierten Stärken entfällt ganz.

E-Nummer	Bezeichnung	Zulassung
E153	Pflanzenkohle	Geaschter Ziegenkäse, Morbierkäse
E160b	Annatto, Bixin	Roter Leicester Käse, Double Gloucesterkäse, Cheddar, Mimolette Käse
E170	Calciumcarbonat	Darf nicht als Farb- oder Calciumzusatz eingesetzt werden.
E220	Schwefeldioxid	Obstwein ohne Zuckersatz, Met (max. 50 mg/l)
E223	Natriumdisulfit	Krebstiere
E224	Kaliumdisulfit	Apfel- und Birnenwein mit Zuckerzusatz, Obstsaftkonzentrat nach der Fermentierung (max 100 mg/l).
E250	Natriumnitrit	Fleischerzeugnisse. Zugabe maximal 80 mg/kg, Rückstand maximal 50 mg/kg.
E252	Kaliumnitrat	Fleischerzeugnisse. Zugabe maximal 80 mg/kg, Rückstand maximal 50 mg/kg.
E270	Milchsäure	Für Nahrungsmittel tierischen Ursprungs

E-Nummer	Bezeichnung	Zulassung
E290	Kohlendioxid	Für Nahrungsmittel tierischen Ursprungs
E296	Apfelsäure	Für Nahrungsmittel pflanzlichen Ursprungs
E300	(L-) Ascorbinsäure	Fleischerzeugnisse
E301	Natriumascorbat	Fleischerzeugnisse in Verbindung mit Nitrat oder Nitrit
E306	Tocoherolhaltige Extrakte	Als Antioxidans für Fette und Öle
E322	Lecithine	Milcherzeugnisse
E325	Natriumlactat	Milch- und Fleischerzeugnisse
E330	Zitronensäure	Für Nahrungsmittel pflanzlichen Ursprungs
E331	Mononatriumcitrat, Dinatriumcitrat, Trinatriumcitrat	Für Nahrungsmittel tierischen Ursprungs
E333	Monocalciumcitrat, Dicalciumcitrat, Tricalciumcitrat	Für Nahrungsmittel tierischen Ursprungs
E334	L(+) Weinsure	Für Nahrungsmittel tierischen Ursprungs
E335	Mononatriumtatrat, Dinatriumtatrat	Für Nahrungsmittel tierischen Ursprungs
E336	Monokaliumtatrat, Dikaliumtatrat	Für Nahrungsmittel tierischen Ursprungs
E341	Monocalciumphosphat, Dicalciumphosphat, Tricalciumphosphat	Triebmittel als Mehlzusatz
E392	Extrakte aus Rosmarin	Nur aus ökologischer Produktion unter Verwendung von Ethanol als Extraktionsmittel
E400	Alginsäure	Milcherzeugnisse
E401	Natriumalginat	Milcherzeugnisse
E402	Kaliumalginat	Milcherzeugnisse
E406	Agar-Agar	Milch- und Fischerzeugnisse
E407	Carrageen	Milcherzeugnisse
E410	Johannisbrotkernmehl	keine
E412	Guarkernmehl	keine
E414	Gummi arabicum	keine
E415	Xanthan	keine
E422	Glycerin	Für Pflanzenextrakte
E440	Pektin, amidiertes Pektin	Milcherzeugnisse
E464	Hydroxypropylmethylcellulose	Herstellung von Kapselhüllen

Referenztabelle

Bei der Verwendung ist der erste angegebene Zweck die Rubrik, in der der Zusatzstoff eingeordnet wurde. Es folgen dann andere technologische Wirkungen dieses Stoffes.

E-???	Bezeichnung	Verwendung	Seite
E100	Kurkumin	Farbstoff	55
E101	Lactoflavin, Riboflavin	Farbstoff	55
E102	Tatrazin	Farbstoff	55
E104	Chinolingelb	Farbstoff	56
E110	Gelborange-S	Farbstoff	56
E120	Echtes Karmin	Farbstoff	56
E122	Azorubin	Farbstoff	57
E123	Amaranth	Farbstoff	57
E124	Cochenillerot A	Farbstoff	57
E127	Erythrosin	Farbstoff	57
E129	Allurarot AC	Farbstoff	58
E131	Patentblau V	Farbstoff	58
E132	Indigotin	Farbstoff	58
E133	Brilliantblau FCF	Farbstoff	58
E140	Chlorophyll	Farbstoff	58
E141	Chlorophyll	Farbstoff	58
E142	Grün S	Farbstoff	58
E150	Zuckerkulör	Farbstoff	59
E151	Brilliantschwarz FCF	Farbstoff	59
E153	Pflanzenkohle	Farbstoff	60
E154	Braun FK	Farbstoff	60
E155	Braun HT	Farbstoff	60
E160a-f	Carotinoide	Farbstoff	60
E161	Xanthophylle	Farbstoff	62
E162	Betain	Farbstoff	62
E163	Anthocyane	Farbstoff	62
E170	Calciumcarbonat	Farbstoff, Säureregulator. Trägerstoff, Trennmittel	63
E171	Titandioxid	Farbstoff	63
E172	Eisenoxide	Farbstoff	63

E-???	Bezeichnung	Verwendung	Seite
E173	Aluminium	Farbstoff	63
E174	Silber	Farbstoff	64
E175	Gold	Farbstoff	64
E180	Litholrubik BK	Farbstoff	64
E200	Sorbinsäure	Konservierungsmittel	66
E202	Kaliumsorbat	Konservierungsmittel	66
E203	Calciumsorbat	Konservierungsmittel	66
E210	Benzoesäure	Konservierungsmittel	67
E211	Natriumbenzoat	Konservierungsmittel	67
E212	Kaliumbenzoat	Konservierungsmittel	67
E213	Calciumbenzoat	Konservierungsmittel	67
E214	p-Hydroxibenzoesäureethylester	Konservierungsmittel	67
E215	Natriumethyl-p-hydroxybenzoat	Konservierungsmittel	67
E218	4-Hydroxybenzoesäuremethylester	Konservierungsmittel	67
E219	Natriummethyl-p-hydroxybenzoat	Konservierungsmittel	67
E220	Schwefeldioxid	Konservierungsmittel, Antioxidationsmittel, Farbstabilisator	68
E221	Natriumsulfit	Konservierungsmittel, Antioxidationsmittel, Farbstabilisator	68
E222	Natriumhydrogensulfit	Konservierungsmittel, Antioxidationsmittel, Farbstabilisator	68
E223	Natriumdisulfit	Konservierungsmittel, Antioxidationsmittel, Farbstabilisator	68
E224	Kaliumdisulfit	Konservierungsmittel, Antioxidationsmittel, Farbstabilisator	68
E226	Calciumsulfit	Konservierungsmittel, Antioxidationsmittel, Farbstabilisator	68
E227	Calciumdisulfit	Konservierungsmittel, Antioxidationsmittel, Farbstabilisator	68
E228	Kaliumhydrogensulfit	Konservierungsmittel, Antioxidationsmittel, Farbstabilisator	68
E230	Biphenyl	Konservierungsmittel	69
E231	Orthophenlyphenol	Konservierungsmittel	69
E232	Natriumorthophenylphenolat	Konservierungsmittel	69
E234	Nisin	Konservierungsmittel	69
E235	Natamycin	Konservierungsmittel	69
E239	Hexamethylentetramin	Konservierungsmittel	69

148

E-???	Bezeichnung	Verwendung	Seite
E242	Dimethyldicarbamat	Konservierungsmittel	70
E249	Kaliumnitrit	Konservierungsmittel, Umrötungshilfsmittel	70
E250	Natriumnitrit	Konservierungsmittel, Umrötungshilfsmittel	70
E251	Natriumnitrat	Konservierungsmittel, Umrötungshilfsmittel	70
E252	Kaliumnitrat	Konservierungsmittel, Umrötungshilfsmittel	70
E260	Essigsäure	Konservierungsmittel, Säure	71
E261	Kaliumacetat	Konservierungsmittel, Säureregulator	71
E262	Natriumacetat, Natriumdiacetat	Konservierungsmittel, Säureregulator	71
E263	Calciumacetat	Konservierungsmittel, Säureregulator	71
E270	Milchsäure	Konservierungsmittel, Säure	71
E280	Propionsäure	Konservierungsmittel	72
E281	Natriumpropionat	Konservierungsmittel	72
E282	Calciumpropionat	Konservierungsmittel	72
E283	Kaliumpropionat	Konservierungsmittel	72
E284	Borsäure	Konservierungsmittel	72
E285	Natriumtetraborat (Borax)	Konservierungsmittel	72
E290	Kohlendioxid	Schutzgas	122
E296	Apfelsäure	Säure, Farbstabilisator	77
E297	Fumarsäure	Säure	77
E300	(L-) Ascorbinsäure	Antioxidationsmittel, Farbstabilisator, Mehl-behandlungsmittel	74
E301	Natriumascorbat	Antioxidationsmittel, Farbstabilisator, Mehl-behandlungsmittel	74
E302	Calciumascorbat	Antioxidationsmittel, Farbstabilisator, Mehl-behandlungsmittel	74
E304	Ascorbylpalmitat, Ascorbylstearat	Antioxidationsmittel	74
E306	Tocoherolhaltige Extrakte	Antioxidationsmittel	74
E307	α-Tocopherol	Antioxidationsmittel	74
E308	γ-Tocopherol	Antioxidationsmittel	74
E309	δ-Tocopherol	Antioxidationsmittel	74
E310	Propylgallat	Antioxidationsmittel	74
E311	Octylgallat	Antioxidationsmittel	74
E312	Dodecylgallat	Antioxidationsmittel	74
E315	Isoascorbinsäure	Antioxidationsmittel	75
E316	Natriumisoascorbat	Antioxidationsmittel	75

E-???	Bezeichnung	Verwendung	Seite
E319	Tertiär-Butylhydrochinon	Antioxidationsmittel	75
E320	Butylhydroxyanisol	Antioxidationsmittel	75
E321	Butylhydroxytoluol	Antioxidationsmittel	76
E322	Lecithine	Emulgator	55
E325	Natriumlactat	Säureregulator	78
E326	Kaliumlactat	Säureregulator	78
E327	Calciumlactat	Säureregulator	78
E330	Zitronensäure	Säuerungsmittel, Komplexbildner, Festigungsmittel	78
E331	Mononatriumcitrat, Dinatriumcitrat, Trinatriumcitrat	Säureregulator, Komplexbildner, Schmelzsalz	78
E332	Monokaliumcitrat, Trikaliumcitrat	Säureregulator, Komplexbildner, Schmelzsalz	78
E333	Monocalciumcitrat, Dicalciumcitrat, Tricalciumcitrat	Säureregulator, Schmelzsalz	78
E334	L(+) Weinsure	Säure, Komplexbildner	78
E335	Mononatriumtatrat, Dinatriumtatrat	Säureregulator, Backtriebmittel, Stabilisator	78
E336	Monokaliumtatrat, Dikaliumtatrat	Säureregulator, Backtriebmittel, Stabilisator	78
E337	Kaliumnatriumtatrat	Säureregulator, Backtriebmittel, Stabilisator	78
E338	Phosphorsäure	Säure	79
E339	Mononatriumphosphat, Dinatriumphosphat, Trinatriumphosphat	Schmelzsalz, Säureregulator, Festigungsmittel, Komplexbildner	125
E340	Monokaliumphosphat, Dikaliumphosphat, Trikaliumphosphat	Schmelzsalz, Säureregulator, Festigungsmittel, Komplexbildner	125
E341	Monocalciumphosphat, Dicalciumphosphat, Tricalciumphosphat	Schmelzsalz, Säureregulator, Festigungsmittel, Komplexbildner	125
E343	Magnesiumphosphate	Säureregulator, Trägerstoff	103
E350	Natriummalat, Natriumhydrogenmalat	Säureregulator	79
E351	Kaliummalat	Säureregulator	79
E352	Calciummalat	Säureregulator	79
E353	Metaweinsäure	Stabilisator	79
E354	Calciumtatrat	Säureregulator	79
E355	Adipinsäure	Säuerungsmittel	79
E356	Natriumadipat	Säureregulator	79
E357	Kaliumadipat	Säureregulator	79
E363	Bernsteinsäure	Geschmacksverstärker, Säuerungsmittel	105
E380	Triammoniumcitrat	Säureregulator	80

E-???	Bezeichnung	Verwendung	Seite
E385	Calciumdientriummethylen-diamintetraacetat	Komplexbildner	133
E400	Alginsäure	Verdickungsmittel	84
E401	Natriumalginat	Verdickungsmittel	84
E402	Kaliumalginat	Verdickungsmittel	84
E403	Calciumalginat	Verdickungsmittel	84
E404	Ammoniumalginat	Verdickungsmittel	84
E405	Propylalginat	Verdickungsmittel	84
E406	Agar-Agar	Verdickungsmittel	84
E407	Carrageen	Verdickungsmittel	85
E407a	Verarbeitete Eucheuma-Algen	Verdickungsmittel	84
E410	Johannisbrotkernmehl	Verdickungsmittel	86
E412	Guarkernmehl	Verdickungsmittel	87
E413	Traganth	Verdickungsmittel	87
E414	Gummi arabicum	Verdickungsmittel	88
E415	Xanthan	Verdickungsmittel	88
E416	Karaya	Verdickungsmittel	89
E417	Tarakernmehl	Verdickungsmittel	89
E418	Gellan	Verdickungsmittel	89
E420	Sorbit, Sorbitsirup	Süßungsmittel, Feuchthaltemittel	110
E421	Mannit	Süßungsmittel	110
E422	Glycerin	Feuchthaltemittel, Trägerstoff	121
E425	Konjak-Gummi	Verdickungsmittel	90
E426	Sojabohnen-Polyose	Verdickungsmittel	90
E431	Polyoxyethylen-(40)-stearat	Verdickungsmittel	98
E432	Polyoxyethylen-sorbitan-monolaureat	Verdickungsmittel	98
E433	Polyoxyethylen-sorbitan-monooleat	Verdickungsmittel	98
E434	Polyoxyethylen-sorbitan-monopalmitat	Verdickungsmittel	98
E435	Polyoxyethylen-sorbitan-monostearat	Verdickungsmittel	98
E436	Polyoxyethylen-sorbitan-tristearat	Verdickungsmittel	98
E440	Pektin, amidiertes Pektin	Verdickungsmittel	91
E442	Ammoniumsalze von Phosphatidsäuren	Emulgator	98
E444	Saccharoseacetatisobutyrat	Stabilisator	98
E445	Glycerinester aus Wurzelholz	Stabilisator	

E-???	Bezeichnung	Verwendung	Seite
E450	Dinatriumdiphosphat, Trinatriumdiphosphat, Dikaliumdiphosphat, Tetrakalium-diphosphat, Dicalciumdiphosphat, Calciumhydrogenphosphat	Kutterhilfsmittel, Stabilisator, Trägerstoff, Backhilfsmittel	91
E451	Pentanatriumtriphosphat, Pentakaliumtriphosphat	Kutterhilfsmittel, Stabilisator, Trägerstoff, Backhilfsmittel	91
E452	Natriumpolyphosphat, Kaliumpolyphosphat, Natriumcalciumpoly-phosphat, Calciumpolyphosphat	Kutterhilfsmittel, Stabilisator, Trägerstoff, Backhilfsmittel	91
E459	β-Cyclodextrin	Trägerstoff	134
E460	Mikrokristalline Cellulose	Trägerstoff, Verdickungsmittel	92
E461	Methylcellulose	Verdickungsmittel, Schaumstabilisator, Überzugsmittel, Trägerstoff	92
E462	Ethylcellulose	Verdickungsmittel, Schaumstabilisator, Überzugsmittel, Trägerstoff	92
E463	Hydroxypropylcellulose	Verdickungsmittel, Schaumstabilisator, Überzugsmittel, Trägerstoff	92
E464	Hydroxypropylmethylcellulose	Verdickungsmittel, Schaumstabilisator, Überzugsmittel, Trägerstoff	92
E465	Methylethylcellulose	Verdickungsmittel, Schaumstabilisator, Überzugsmittel, Trägerstoff	92
E466	Natrium-Carboxymethylcellulose	Verdickungsmittel, Schaumstabilisator, Überzugsmittel, Trägerstoff	92
E468	Vernetzte Carboxymethylcellulose	Verdickungsmittel, Stabilisator, Trägerstoff	92
E469	Enzymatisch hydrolysierte Natrium-Carboxymethylcellulose	Stabilisator, Trägerstoff	92
E470a/b	Natrium, Kalium, Calcium und Magnesiumsalze von Speisefettsäuren	Emulgator, Trägerstoff, Schaumstabilisator	99
E471	Mono- und Diglyceride von Speisefettsäuren	Emulgator, Mehlbehandlungsmittel, Schaumstabilisator	99
E472a	Essigsäureester von Monoglyceriden	Emulgator, Mehlbehandlungsmittel, Schaumstabilisator	99
E472b	Milchsäureester von Monoglyceriden	Emulgator, Mehlbehandlungsmittel, Schaumstabilisator	99
E472c	Zitronensäureester von Monoglyceriden	Emulgator, Mehlbehandlungsmittel, Schaumstabilisator	99
E472d	Weinsäureester von Monoglyceriden	Emulgator, Mehlbehandlungsmittel, Schaumstabilisator	99
E472e	Mono- und Diacetylweinsäureester von Monoglyceriden	Emulgator, Mehlbehandlungsmittel, Schaumstabilisator	99
E472f	Gemischte Wein- und Essigsäureester von Monoglyceriden	Emulgator, Mehlbehandlungsmittel, Schaumstabilisator	99

E-???	Bezeichnung	Verwendung	Seite
E473	Zuckerester von Speisefettsäuren	Emulgator	100
E474	Zuckerglyceride von Speisefettsäuren	Emulgator	100
E475	Polyglycerinester von Speisefettsäuren	Emulgator	100
E476	Polyglycerin-Polyricinoleat	Emulgator, Stabilisator	100
E477	Propylenglycolester von Speisefettsäuren	Emulgator	101
E479b	Mit Mono- und Diglyceriden verestertes thermooxidiertes Sojaöl	Emulgator, Trägerstoff	101
E481	Natriumstearoyl-2-lactylat	Emulgator	101
E482	Calciumstearoyl-2-lactylat	Emulgator	101
E483	Stearyltatrat	Emulgator	101
E491	Sorbitanmonostearat	Emulgator	102
E492	Sorbitantristearat	Emulgator	102
E493	Sorbitanmonolaureat	Emulgator	102
E494	Sorbitanmonooleat	Emulgator	102
E495	Sorbitanmonopalmitat	Emulgator	102
E500	Natriumcarbonat, Natriumhydrogen-carbonat, Mischungen aus Natriumhydro-gencarbonat und Natriumcarbonat	Backtriebmittel, Säureregulator	80
E501	Kaliumcarbonate	Backtriebmittel, Säureregulator	80
E503	Ammoniumcarbonate	Backtriebmittel	80
E504	Magnesiumcarbonate	Säureregulator, Trägerstoff, Trennmittel	80
E507	Salzsäure	Säuerungsmittel	80
E508	Kaliumchlorid	Festigungsmittel, Geschmacksverstärker	127
E509	Calciumchlorid	Festigungsmittel, Geschmacksverstärker	127
E511	Magnesiumchlorid	Festigungsmittel, Geschmacksverstärker	127
E512	Zinn(II)chlorid	Antioxidans, Stabilisator	76
E513	Schwefelsäure	Säuerungsmittel	80
E514	Natriumsulfat, Natriumhydrogensulfat	Säureregulator, Trennmittel, Festigungsmittel	127
E515	Kaliumsulfat, Kaliumhydrogensulfat	Säureregulator, Trennmittel, Festigungsmittel	127
E516	Calciumsulfat	Säureregulator, Trennmittel, Festigungsmittel	128
E520	Aluminiumsulfat	Festigungsmittel	128
E521	Aluminium-Natriumsulfat	Festigungsmittel	128
E522	Aluminium-Kaliumsulfat	Festigungsmittel	128
E523	Aluminium-Ammoniumsulfat	Festigungsmittel	128
E524	Natriumhydroxid	Säureregulator	81

E-???	Bezeichnung	Verwendung	Seite
E525	Kaliumhydroxid	Säureregulator	81
E526	Calciumhydroxid	Säureregulator	81
E527	Ammoniumhydroxid	Säureregulator	82
E528	Magnesiumhydroxid	Säureregulator	82
E529	Calciumoxid	Säureregulator	82
E530	Magnesiumoxid	Säureregulator	82
E535	Natriumferrocyanid	Stabilisator	128
E536	Kaliumferrocyanid	Stabilisator	128
E538	Calciumferrocyanid	Stabilisator	128
E541	Natriumaluminiumphosphat	Backtriebmittel	120
E551	Siliziumdioxid	Trägerstoff	104
E552	Calciumsilikate	Trägerstoff	104
E553a	Magnesiumsilicat, Magnesiumtrisilikat	Trägerstoff	104
E553b	Talkum	Trägerstoff	104
E554	Natriumaluminiumsilikat	Trägerstoff	104
E555	Kaliumaluminiumsilikat	Trägerstoff	104
E556	Calciumaluminiumsilikat	Trägerstoff	104
E559	Aluminiumsilikat (Talkum)	Trägerstoff	104
E570	Fettsäuren	Emulgator, Überzugsmittel, Trägerstoff	102
E574	Gluconsäure	Säureregulator, Stabilisator, Komplexbildner	130
E575	Gluconsäure-delta-lacton	Säureregulator, Stabilisator, Komplexbildner	82
E576	Natriumgluconat	Säureregulator, Stabilisator, Komplexbildner	130
E577	Kaliumgluconat	Säureregulator, Stabilisator, Komplexbildner	130
E578	Calciumgluconat	Säureregulator, Stabilisator, Komplexbildner	130
E579	Eisen(II)gluconat	Farbstabilisator	131
E585	Eisen(II)lactat	Farbstabilisator	131
E586	E-Hexalresorcin	Farbstabilisator	131
E620	Glutaminsäure	Geschmacksverstärker	105
E621	Natriumglutamat	Geschmacksverstärker	105
E622	Monokaliumglutamat	Geschmacksverstärker	105
E623	Calciumdiglutamat	Geschmacksverstärker	105
E624	Monoammoniumglutamat	Geschmacksverstärker	105
E625	Magnesiumdiglutamat	Geschmacksverstärker	105
E626	Guanylsäure	Geschmacksverstärker	106

E-???	Bezeichnung	Verwendung	Seite
E627	Dinatriumguanylat	Geschmacksverstärker	106
E628	Dikaliumguanylat	Geschmacksverstärker	106
E629	Calciumguanylat	Geschmacksverstärker	106
E630	Inosinsäure	Geschmacksverstärker	106
E631	Dinatriuminosinat	Geschmacksverstärker	106
E632	Dikaliuminosinat	Geschmacksverstärker	106
E633	Calciuminosinat	Geschmacksverstärker	106
E634	Calcium-5'-ribonucleotid	Geschmacksverstärker	107
E635	Dinatrium-5'-ribonucleotid	Geschmacksverstärker	107
E640	Glycin und Natriumglycat	Geschmacksverstärker	107
E650	Zinkacetat	Schaumverhüter	107
E900	Dimethylpolysiloxan	Schaumverhüter	132
E901	Bienenwachs	Überzugsmittel, Trägerstoff	124
E902	Candedillawachs	Überzugsmittel, Trägerstoff	124
E903	Carnaubawachs	Überzugsmittel, Trägerstoff	125
E904	Schelllack	Überzugsmittel, Trägerstoff	125
E905	Mikrokristalline Wachse	Überzugsmittel, Trägerstoff	126
E907	Hydriertes Poly-1-decan	Überzugsmittel	126
E912	Montansäureester	Überzugsmittel	126
E914	Polyethylenwachsoxidate	Überzugsmittel	126
E920	L-Cystein	Mehlbehandlungsmittel	133
E927	Carbamid = Harnstoff	Stabilisator	93
E938	Argon	Packgas	122
E939	Helium	Packgas	122
E941	Stickstoff	Packgas	122
E942	Distickstoffmonoxid (Lachgas)	Packgas	122
E943a	Butan	Packgas	122
E943b	Isobutan	Packgas	122
E944	Propan	Packgas	122
E948	Sauerstoff	Packgas	122
E949	Wasserstoff	Packgas	122
E950	Acesulfam-K	Süßstoff	115
E951	Aspartam	Süßstoff	115
E952	Natriumcyclamat	Süßstoff	116

E-???	Bezeichnung	Verwendung	Seite
E953	Isomalt	Zuckeraustauschstoff	110
E954	Saccharin	Süßstoff	116
E955	Sucralose	Süßstoff	117
E957	Thaumatin	Süßstoff	117
E959	Neohesperidin DC	Süßstoff	117
E960	Steveosid	Süßstoff	118
E961	Neotam	Süßstoff	118
E962	Aspartam-Acesulfamsalz	Süßstoff	118
E965	Maltit, Maltitsirup	Zuckeraustauschstoff	111
E966	Lactit	Zuckeraustauschstoff	111
E967	Xylit	Zuckeraustauschstoff	111
E968	Erythrit	Geschmacksverstärker, Zuckeraustauschstoff	111
E999	Quillajaextrakt	Schaummittel	132
E1103	Invertase	Feuchthaltemittel	121
E1105	Lysozym	Konservierungsstoff	73
E1200	Polydextrose	Trägerstoff	104
E1201	Polyvinylpyrrolidon	Trägerstoff	134
E1201	Polyvinylpolypyrrolidon	Trägerstoff	134
E1204	Pullan	Überzugsmittel	126
E1404	Oxidierte Stärke	Chemisch modifizierte Stärken, Verdickungsmittel	94
E1410	Monostärkephosphat	Chemisch modifizierte Stärken, Verdickungsmittel	94
E1412	Distärkephosphat	Chemisch modifizierte Stärken, Verdickungsmittel	94
E1413	Phosphatiertes Distärkephosphat	Chemisch modifizierte Stärken, Verdickungsmittel	94
E1414	Acetyliertes Distärkephosphat	Chemisch modifizierte Stärken, Verdickungsmittel	95
E1420	Acetylierte Stärke	Chemisch modifizierte Stärken, Verdickungsmittel	95
E1422	Acetyliertes Distärkeadipat	Chemisch modifizierte Stärken, Verdickungsmittel	95
E1440	Hydroxypropylstärke	Chemisch modifizierte Stärken, Verdickungsmittel	95
E1442	Hydroxypropyldistärkephosphat	Chemisch modifizierte Stärken, Verdickungsmittel	95
E1450	Stärkenatriumoctenylsuccinat	Chemisch modifizierte Stärken, Verdickungsmittel	95
E1451	Acetylierte Stärke	Chemisch modifizierte Stärken, Verdickungsmittel	95
E1505	Triethylcitrat	Trägerstoff	135
E1517	Glycerindiacetat	Trägerstoff	135
E1518	Glycerintriacetat	Trägerstoff	135
E1519	Benzylalkohol	Trägerstoff	135
E1520	1,2 Propandiol, Propylenglykol	Trägerstoff, Feuchthaltemittel	135
E1521	Propylenethylenglykole	Überzugsmittel	135